前　言

养生保健是指在中医药理论指导下，通过各种调摄保养的方法，增强人的体质，提高人体正气对外界环境的适应能力和抗病能力，使机体的生命活动处于阴阳和谐、身心健康的最佳状态。

《中医养生保健技术操作规范》（以下简称《规范》）是我国用于指导和规范传统中医养生保健技术操作的规范性文件。编写和颁布本《规范》的目的在于为目前众多的保健医师与保健技师提供技术操作规程，使日趋盛行的中医养生保健技术操作更加规范化、更具安全性，从而使之更好地为广大民众的健康服务。

《规范》是国家中医药管理局医政司立项的养生保健规范项目之一，于 2008 年 12 月正式立项。2009 年 1 月，中华中医药学会亚健康分会在北京成立《中医养生保健技术操作规范》编写委员会，组成如下：名誉主任马建中，主任委员许志仁，副主任委员桑滨生、李俊德、曹正逵、孙涛；总审定张伯礼，总主编孙涛，副总主编朱嵘、刘平、樊新荣，编委（按姓氏笔画排序）马建中、孙德仁、孙建华、孙涛、朱嵘、许志仁、李俊德、刘平、张伯礼、张维波、忻玮、杨晓航、庞军、贺新怀、桑滨生、徐陆周、曹正逵、彭锦、雷龙鸣、樊新荣。编写委员会设计论证了《规范》整体框架，首先组织编撰《膏方》部分作为样稿，并对编写体例、内容、时间安排和编写过程中可能出现的问题进行了讨论。2009 年 4 月，《膏方》初稿完成并提请邓铁涛、余瀛鳌、颜德馨等著名中医专家审定。2009 年 5 月，中和亚健康服务中心组织召开《规范》编撰论证会，同时对编写内容进行了分工并提出具体要求。《规范》由中医养生保健技术领域权威专家编写。每一具体技术规范以权威专家为核心形成编写团队，并广泛听取相关学科专家意见，集体讨论后确定。2009 年 8 月，召开《规范》编撰截稿会议，编写委员会就编写过程中存在的一些专业问题进行了沟通交流，广泛听取了相关学科专家意见，为进一步的修订工作奠定了良好的基础。2009 年 12 月，《规范》8 个部分的初稿编写工作完成，以书面形式呈请国家中医药管理局"治未病"工作咨询组专家王永炎、王琦、郑守曾、张其成等审阅。2010 年 1～4 月，听取标准化专家就中医养生保健技术标准化工作的建议，讨论了初稿编写过程中存在的问题和解决的措施。2010 年 5～8 月，经过多次沟通交流，编写委员会根据标准化专家意见，反复修改完善了编写内容和体例，之后将有关内容再次送请标准化专家审订。2010 年 9 月，初稿修订完成并在北京召开了审订工作会议。根据审订工作会议精神，结合修订的参考样本，参编专家对《规范》进行了认真修改并形成送审稿。之后，编写委员会在综合专家建议的基础上对部分内容进行了进一步讨论和修改，并最后定稿。

《中医养生保健技术操作规范》包括以下 8 个分册：

《中医养生保健技术操作规范·脊柱推拿》

《中医养生保健技术操作规范·全身推拿》

《中医养生保健技术操作规范·少儿推拿》

《中医养生保健技术操作规范·膏方》

《中医养生保健技术操作规范·砭术》

《中医养生保健技术操作规范·艾灸》

《中医养生保健技术操作规范·药酒》

《中医养生保健技术操作规范·穴位贴敷》

本《规范》依据 GB/T1.1 – 2009《标准化工作导则　第 1 部分：标准的结构和编写》编制。

本《规范》由中华中医药学会提出并发布。

本《规范》由中华中医药学会亚健康分会归口。

《规范》审定组成员：许志仁、桑滨生、李俊德、王琦、沈同、孟庆云、郑守曾、徐荣谦、刘红旭、刘平。

王永炎、邓铁涛、颜德馨、余瀛鳌、张其成等专家对《规范》进行了审订并提出许多宝贵意见，在此一并表示感谢。

引　言

　　全身推拿疗法是指在全身相应部位施行相应保健推拿手法的一种养生方法，它是中医推拿疗法的重要组成部分，是在中医经络、腧穴理论的指导下，针对健康人或处于亚健康状态的人而施行的一种推拿方法。全身推拿是通过调整阴阳、补虚泻实、活血化瘀、疏经通络及理筋整复而使人体达到阴阳平衡的健康状态，具有简便易行、效果显著、施术安全及容易推广等主要特点。

　　本《规范》是基于"十一五"国家科技支撑计划项目"中医保健推拿调治躯体疼痛性亚健康研究"而制定的。其编写和发布，对于规范全身推拿的概念及其操作规程有着重要的指导意义，适于广大推拿从业人员使用。

　　本分册主要起草单位：广西中医学院第一附属医院。

　　本分册主要起草人：庞军，唐宏亮，雷龙鸣，周海丰。

全身推拿

1 范围

本规范规定了全身推拿的术语和定义、指导原则、准备工作、操作方法、禁忌证、施术过程中可能出现的意外情况及处理措施。

本规范适用于养生保健行业内的保健推拿（按摩）从业人员，指导从业人员开展全身保健推拿服务工作。

2 术语和定义

下列术语和定义适用于本规范。

全身推拿　systemic manipulation

指在中医经络、腧穴理论的指导下，在全身相应部位施行某些特定的推拿手法，从而达到保健及延年益寿目的的推拿方法。

3 指导原则

3.1 全身推拿主要应用于亚健康状态的调治。此外，也可以用于延年益寿及美容等。

3.2 在受术者过饥、过饱、酒后、过度疲劳、精神紧张时，一般不予立即推拿。

3.3 保健推拿师在操作时必须选择适当的体位；推拿过程中，要随时观察和询问受术者的反应，随时调整操作力度，防止意外事故发生。

3.4 在四肢及腰背部操作中，手法操作应遵循先轻后重、轻重交替的施术原则。

3.5 操作后，受术者应饮用适量的温开水；若为年老体弱者，操作后应嘱其卧床休息片刻，以防意外发生。

4 准备工作

4.1 受术者在接受保健推拿前，应清洁皮肤，穿宽松的专用衣裤，同时排空二便，并保持身心安静。

4.2 周围环境宜安静舒适，可根据受术者的需要放一些轻音乐。

4.3 施术者在操作前应去除戒指、手链、手表等硬物，并清洁双手。

4.4 准备好腹部推拿操作过程中需要的推拿介质，可选用食用麻油。

5 操作方法

全身推拿包括头面部、颈肩背部、腰背部、胸部、腹部及四肢部等全身部位的推拿。

5.1 头面部推拿

5.1.1 坐位

5.1.1.1 体位

受术者取坐位，施术者立于受术者身旁。

5.1.1.2 操作步骤

——揉印堂（约30秒）

——开天门（6~8次）

——分阴阳（6~8次）

——点按睛明（2~3次）

——点按印堂（2~3次）

——点按攒竹、鱼腰、丝竹空（每次3~5秒，每穴2~3次）

——点按太阳穴（每次3~5秒，2~3次）

——抹眼眶（6~8次）

——捏双眉（1~2次）

——揉捏耳郭（2~3次）

——搓耳根（8~10次）

——按揉、搓运太阳穴（8~10次）

——沿督脉点按印堂至百会穴（1~2次）

——按揉头部（约1分钟）

——拿头部（约1分钟）

——叩击头部（约30秒）

——拿颈部（1~2次）

——点按风池、风府（每穴1~2次）

——拿肩背（1~2分钟）

——点按肩井穴（约30秒）

——叩击肩背（约1分钟）

5.1.2　仰卧位

5.1.2.1　体位

受术者取仰卧位，施术者坐在受术者头侧。

5.1.2.2　操作步骤

——开天门（6~8次）

——分阴阳（6~8次）

——揉面部（1~2次）

——点按睛明（每次3~5秒，2~3次）

——点按印堂（每次3~5秒，2~3次）

——点按攒竹、鱼腰、丝竹空（每次3~5秒，每穴2~3次）

——点按上关、下关（每次3~5秒，每穴2~3次）

——点按颊车穴（每次3~5秒，2~3次）

——点按廉泉穴（每次3~5秒，2~3次）

——点按人中、承浆（每次3~5秒，每穴2~3次）

——点揉地仓穴（每次3~5秒，2~3次）

——点揉迎香、鼻通（每次3~5秒，每穴2~3次）

——点揉承泣、四白（每次3~5秒，每穴2~3次）

——揉颧弓（约30秒）

——抹眼眶（3~5次）

——搓鼻翼（3~6次）

——捏双眉（1~2次）

——分抹前额（2~3次）

——分抹面部（2~3次）

——揉捏耳郭（2~3次）

——搓耳根（8~10次）

——按揉、搓运太阳穴（每次约30秒，4~6次）

——沿督脉点按印堂至百会穴（每次约30秒，1~2次）

——按揉头部（约1分钟）

——拿头部（约1分钟）

——叩击头部（约30秒）

——拿颈部（每次约30秒，1~2次）

——托顶胸椎（1~2次）

——勾点风池、风府（每次3~5秒，每穴1~2次）

——搭肩抬颈（1~2次）

——侧向牵拉颈部（每次10秒，1~2次）

——按肩井（1~2次）

——点按肩井穴（每次3~5秒，1~2次）

5.2 颈肩背部推拿

5.2.1 体位

受术者取坐位，施术者立于受术者左侧后方（以操作左侧颈肩背部为例，以下同）。

5.2.2 操作步骤

——拿颈部（约1分钟）

——弹拨颈部（约2分钟）

——拿肩井（约1分钟）

——按肩背部（约3分钟）

——揉肩背部（约2分钟）

——点按风池、风府、翳风、天柱、璇玑、肩中俞、肩外俞、肩井（每穴约15秒）

——叩击、拍打肩背部（约1分钟）

——上肢操作（注：可以选择性地操作上肢，受术者仍取坐位，施术者取立位。操作：拿揉、弹拨三角肌、腋后大小圆肌、肱二头肌、肱三头肌、前臂肌群，3~5次；点按合谷穴、手三里穴、曲池穴、内关穴、外关穴、臂臑穴、肩贞穴、肩髃穴、肩髎穴；摇转肩、肘、腕关节；拿揉整个上肢。时间约5分钟）

5.3 腰背部推拿

5.3.1 体位

受术者取俯卧位，施术者站立于受术者一侧。

5.3.2 操作步骤

——拿颈部（约1分钟）

——按揉肩背（约2分钟）

——拿肩井（约1分钟）

——按肩背部（约1分钟）

——按压肩胛内缘（约1分钟）

——揉肩背部（2分钟）

——揉腰背部（1~2次）

——横擦腰骶部（8~10次）

——弹拨膀胱经（2~3次）

——揉臀部（3~5次）

——点按膀胱经穴及腰眼、秩边、环跳（每个穴位约30秒）

——捏脊（4~5次）

——直推背部三线（督脉及其两侧，2~3次）

5.4 胸部推拿

5.4.1 体位

受术者仰卧位，施术者站立于受术者头顶部。

5.4.2 操作步骤

——按揉肩前部（约1分钟）

——直推任脉（6~8次）

——分推胁肋（5~8次）

——点按云门、中府、膻中（每次3~5秒，每穴3~5次）

5.5 腹部推拿

5.5.1 体位

受术者仰卧位，施术者站立于受术者侧边。

5.5.2 操作步骤

——涂抹推拿介质（可选用食用麻油，约30秒）

——运八卦（顺、逆时针各6~8次）

——拿腹肌（1~2分钟）

——分推腹阴阳（6~8次）

——顺时针按揉腹部（2~3分钟）

——点按天枢、气海、关元（每穴1~2分钟）

——震腹（1分钟）

5.6 四肢部推拿

5.6.1 上肢（俯卧位）

5.6.1.1 体位

受术者俯卧位，施术者站立于受术者床边的一侧。

5.6.1.2 操作步骤

——拿上肢（每次约30秒，1~2次）

——按上肢内外侧（每次约30秒，1~2次）

——摖上肢（每次约1分钟，1~2次）

——点按上肢常用穴位（每穴约30秒）

——叩击上肢（每次约30秒，1~2次）

——搓上肢（每次约30秒，1~2次）

——牵拉抖臂（4~6次）

——按上述同样的顺序及方法做另一侧上肢

5.6.2 上肢（仰卧位）

5.6.2.1 体位

受术者仰卧平躺于床面上，施术者站在受术者上肢床边的一侧。

5.6.2.2 操作步骤

——拿上肢（每次约30秒，1~2次）

——摖上肢（约3分钟）

——捻手指（约1分钟）

——推掌心（约30秒）

——活动上肢关节（约1分钟）

——拔伸、牵抖上肢（约30秒）

——点按中府、云门及上肢常用穴位（每穴约30秒）

——叩击、拍打上肢（约30秒）

——按同样的顺序及方法做另一侧上肢

5.6.3　下肢（俯卧位）

5.6.3.1　体位

受术者俯卧位，施术者站立于受术者床边的一侧。

5.6.3.2　操作步骤

——臀跟牵拉（每次约30秒，1~2次）

——拿下肢（每次约30秒，1~2次）

——分推下肢（每次约1分钟，1~2次）

——揉按下肢（每次约1分钟，1~2次）

——按压、弹拨胆经（每次约1分钟，1~2次）

——点按下肢常用穴位（每穴约30秒）

——搓下肢（约1分钟）

——活动下肢关节（约1分钟）

——按上述同样的顺序及方法做另一侧下肢

5.6.4　下肢（仰卧位）

5.6.4.1　体位

受术者仰卧平躺于床面上，施术者站在受术者上肢床边的一侧。

5.6.4.2　操作步骤

——拿下肢（约1分钟）

——分抹下肢（约30秒）

——按压、弹拨下肢（每次约1分钟，1~2次）

——搓下肢（约3分钟）

——点按下肢常用穴位（每穴约30秒）

——叩击、拍打下肢（约30秒）

——活动下肢关节（约1分钟）

——按同样的顺序及方法做另一侧上肢

6　禁忌

6.1　有出血倾向者（如血友病、过敏性紫癜）及关节扭伤36小时内的关节局部。

6.2　皮肤病病变局部，如湿疹、疖疮及癣等患处。

6.3　皮肤破损（如擦伤、裂伤）处及水火烫伤处。

6.4　妇女妊娠期与月经期的腰骶部、臀部和腹部。

6.5　剧烈运动后、极度劳累、饭后、醉酒后及饥饿状态者。

6.6　身体极度虚弱及老年性骨质疏松症者。

6.7　精神过度紧张者。

7　施术过程中可能出现的意外情况及处理措施

7.1　意外情况

实施全身推拿过程中可能皮肤破损、软组织损伤及骨与关节损伤等推拿意外。

7.2　处理措施

7.2.1　如出现皮肤破损时，需涂龙胆紫，以防感染；如出现肌肉等软组织损伤时，应停止操作，必要时进行医学处理。

7.2.2　一旦发生骨与关节损伤等推拿意外，应及早送往医院处理，切勿随便搬动伤者。

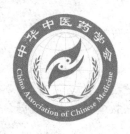

团 体 标 准

中医肿瘤科临床诊疗指南

U0272998

2019-01-30 发布

2020-01-01 实施

中华中医药学会 发布

图书在版编目（CIP）数据

中医肿瘤科临床诊疗指南／中华中医药学会编 . —北京：中国中医药出版社，2020.4
ISBN 978 – 7 – 5132 – 5727 – 5

Ⅰ. ①中… Ⅱ. ①中… Ⅲ. ①肿瘤 – 中医治疗法 – 指南 Ⅳ. ①R273 – 62

中国版本图书馆 CIP 数据核字（2019）第 205340 号

中华中医药学会
中医肿瘤科临床诊疗指南

*

中 国 中 医 药 出 版 社 出 版
北京经济技术开发区科创十三街 31 号院二区 8 号楼
邮政编码 100176
网址 www. cptcm. com
传真 010 – 64405750
河北省武强县画业有限责任公司印刷
各地新华书店经销

*

开本 880 × 1230 1/16 印张 5.75 字数 159 千字
2020 年 4 月第 1 版 2020 年 4 月第 1 次印刷

*

书号 ISBN 978 – 7 – 5132 – 5727 – 5 定价 80.00 元

*

社长热线 010 – 64405720
购书热线 010 – 89535836
维权打假 010 – 64405753

微信服务号 zgzyycbs
微商城网址 https://kdt. im/LIdUGr
官方微博 http://e. weibo. com/cptcm
天猫旗舰店网址 https://zgzyycbs. tmall. com

如有印装质量问题请与本社出版部联系（010 – 64405510）

序　言

为落实好 2014 年中医药部门公共卫生服务补助资金中医药标准制修订项目工作任务，受国家中医药管理局政策法规与监督司委托，中华中医药学会开展对中医临床诊疗指南制修订项目进行技术指导和质量考核评价、审查和发布等工作。此次中医临床诊疗指南制修订项目共计 240 项，根据学科分为内科、外科、妇科、儿科、眼科、骨伤科、肛肠科、皮肤科、糖尿病、肿瘤科、整脊科、耳鼻喉科 12 个专业领域，分别承担部分中医临床诊疗指南制修订任务。根据《2015 年中医临床诊疗指南制修订项目工作方案》（国中医药法监法标便函〔2015〕3 号）文件要求，中华中医药学会成立中医临床诊疗指南制修订专家总指导组和 12 个学科领域专家指导组，指导项目组按照双组长制开展中医临床诊疗指南制修订工作（其中有 8 个项目未按期开展）。在中医临床诊疗指南制修订专家总指导组的指导下，中华中医药学会组织专家起草印发了《中医临床诊疗指南制修订技术要求（试行）》《中医临床诊疗指南制修订评价方案（试行）》《中医临床诊疗指南（草案）格式说明及规范（试行）》等文件，召开中医临床诊疗指南制修订培训会及论证会 20 余次，组织专家 280 余人次召开 25 次中医临床诊疗指南制修订项目审查会，经 2 次中医临床诊疗指南制修订专家总指导组审议，完成中医临床诊疗指南制修订工作。其中，有 171 项作为中医临床诊疗指南发布，56 项以中医临床诊疗专家共识结题，5 项中医临床诊疗专家建议结题。按照中医临床诊疗指南制修订审议结果，结合各项目组实际情况，对中医临床诊疗指南进行编辑出版，供行业内参考使用。

附：中医临床诊疗指南制修订专家总指导组和中医肿瘤科临床诊疗指南制修订专家指导组名单

中医临床诊疗指南制修订专家总指导组

顾　问：王永炎　李振吉　晁恩祥

组　长：张伯礼

副组长：桑滨生　蒋　健　曹正逵　洪　净　孙塑伦　汪受传
　　　　唐旭东　高　颖

成　员：谢雁鸣　李曰庆　裴晓华　罗颂平　杜惠兰　金　明
　　　　刘大新　杨志波　田振国　朱立国　花宝金　韦以宗
　　　　毛树松　卢传坚　赵永厚　刘建平　王映辉　徐春波
　　　　郭　义　何丽云　高　云　李钟军　郭宇博　李　慧

秘　书：苏祥飞　李　慧

中医肿瘤科临床诊疗指南制修订专家指导组

组　长：花宝金

副组长：凌昌全　李　忠

成　员：王希胜　王笑民　古建立　刘鲁明　刘延庆　许　玲
　　　　陈信义　李萍萍　杨宇飞　沈敏鹤　范忠泽　林洪生
　　　　林丽珠　郑玉玲　郑伟达　胡凯文　贾立群　贾英杰
　　　　殷东风　钱彦方　徐振晔　徐　魏　谢广茹　谢　恬
　　　　蒋益兰　侯　炜

秘　书：侯　炜（兼）

目　次

ICS 11.120
C 05

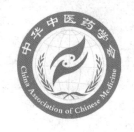

团 体 标 准

T/CACM 1243—2019
代替 ZYYXH/T149—2008

中医肿瘤科临床诊疗指南
多发性骨髓瘤

Clinical guidelines for diagnosis and treatment of oncology in TCM
Multiple myeloma

2019-01-30 发布

2020-01-01 实施

中华中医药学会 发布

前　言

本指南按照 GB/T 1.1—2009 给出的规则起草。

本指南代替了 ZYYXH/T149—2008 肿瘤中医诊疗指南 多发性骨髓瘤，与 ZYYXH/T149—2008 相比，除编辑性修改外，主要技术变化如下：

——修改了范围（见 1，2008 年版的 1）；

——删除了规范性引用文件（见 2008 年版的 2）；

——修改了术语和定义；

——增加了流行病史（见 3.1，2008 年版的 4）；

——修改了临床表现（见 3.2，2008 年版的 4.1.1）；

——修改了实验室检查（见 3.3，2008 年版的 4.1.4）；

——删除了分期诊断（见 2008 年版的 4.1.5）；

——修改了鉴别诊断（见 3.5，2008 年版的 4.2）；

——增加了痰瘀痹阻证（见 4.4，2008 年版的 5）；

——删除了寒凝毒聚证（见 2008 年版的 5.1）；

——删除了气滞血瘀证（见 2008 年版的 5.2）；

——修改了肝肾阴虚证的证候特征（见 4.2，2008 年版的 5.3）；

——修改了脾肾阳虚证的证候特征（见 4.3，2008 年版的 5.4）；

——删除了邪毒化热证（见 2008 年版的 5.5）；

——将气血虚弱证修改成气血亏虚证，并更新了其辨证要点（见 4.1，2008 年版的 5.6）；

——删除了治疗原则中的西医治疗概况，根据中医病机丰富中医治疗原则（见 5.1，2008 年版的 6.1）；

——删除了寒凝毒聚证（见 2008 年版的 6.2.1.1）；

——删除了气滞血瘀证（见 2008 年版的 6.2.1.2）；

——修改了肝肾阴虚证、脾肾阳虚证的治法，删除常用药，增加药物加减治疗（见 5.2.2、5.2.3，2008 年版的 6.2.1.3、6.2.1.4）；

——删除了邪毒化热证（见 2008 年版的 6.2.1.5）；

——将气血虚弱证修改成气血亏虚证，修改了其治法，删除常用药，增加药物加减治疗（见 5.2.1，2008 年版的 6.2.1.6）；

——删除了化岩胶囊、大黄䗪虫胶囊，增加了参麦注射液、参芪扶正注射液、六味地黄丸、川芎嗪注射液、参附注射液（见 5.3，2008 年版的 6.2.2）；

——增加了多发性骨髓瘤常见并发症、兼夹症的治疗（见 5.4，2008 年版的 6.2）；

——增加了预防与调护（见 6，2008 年版的 6.2.2）；

本指南由中华中医药学会提出并归口。

本指南主要起草单位：山东中医药大学附属医院。

本指南参加起草单位：北京中医药大学东直门医院、中国中医科学院西苑医院、上海中医药大学附属岳阳中西医结合医院、浙江中医药大学附属医院、天津中医药大学第一附属医院、黑龙江中医药大学第一附属医院、广东省中医院、云南省第一人民医院、成都中医药大学附属医院。

本指南主要起草人：徐瑞荣、崔兴、张杰、王振振、杨宇飞、董青、唐旭东、周永明、叶宝东、史哲新、孙凤、代喜平、杨同华、刘松山。

本指南于 2008 年 11 月 30 日首次发布，于 2019 年 1 月第一次修订。

引　言

多发性骨髓瘤是一种浆细胞恶性增殖性疾病，多发生于中老年人。其主要特征是骨髓中出现恶变浆细胞，血和尿中有单克隆免疫球蛋白，以及广泛的骨质疏松和溶骨性病变。常见临床表现为骨痛、贫血、肾功能不全、感染等。本病发病率有上升趋势，至今仍是不能治愈的恶性血液病。中医药参与多发性骨髓瘤治疗在减轻西药的毒副作用、提高临床疗效、改善患者生存质量、减少医疗费用等诸多方面优势明显，由于中医施治的个体化、经验化，用药标准不统一，导致可重复性和可推广性较差。在中华中医药学会组织中医临床诊疗指南制修订专家总指导组及肿瘤科专家指导组负责技术指导和项目执行督导下，完成了《肿瘤中医临床诊疗指南·多发性骨髓瘤》（以下简称本指南）的修订。

本指南规定了多发性骨髓瘤的诊断、辨证和治疗；主要提出了多发性骨髓瘤常见并发症、兼夹症的处理建议；适合中医及中西医结合血液病科等相关临床医师参考。

本指南编制遵循"科学性、严谨性、实用性、适用性、规范性、可操作性、真实性、可靠性"原则，按照"能够为中医行业内实际应用，能被行业外广泛接受和认可，并与国际诊疗指南接轨"的要求，开发多发性骨髓瘤基于循证医学的中医临床诊疗指南。本指南是由来自不同学科领域的专家及相关人员组成开发小组，在广泛收集临床证据的基础上，参照国际开发循证指南证据的方法，按照循证医学的方法，采用完善的证据分级和系统评价体系，对证据进行严格评价与综合分析后开发出临床指导意见，符合当前主流临床指南形式的开发流程。

中医肿瘤科临床诊疗指南　多发性骨髓瘤

1　范围

本指南规定了多发性骨髓瘤的诊断、辨证和治疗。

本指南主要提出了多发性骨髓瘤常见并发症、兼夹症的处理建议。

本指南适合中医及中西医结合血液病科等相关临床医师参考。

2　术语和定义[1-13]

下列术语和定义适用于本指南。

2.1

多发性骨髓瘤　Multiple myeloma，MM

2009 年全国中医血液病专家会议共识已将其中医病名统一为"骨髓瘤"，多由于年老体衰，又或情志失调，或房劳过度等使气血阴阳失调、脏腑精气亏虚，痰瘀毒搏结，闭阻经络，致经脉筋骨失于濡养。本病属于中医"骨痹"等范畴。

3　诊断

3.1　流行病史[14]

我国 MM 发病率约为 1/10 万，低于西方工业发达国家（4/10 万），发病年龄大多在 50~60 岁之间，40 岁以下少见，男女之比约为 3∶2。

3.2　临床表现[15-18]

多发性骨髓瘤临床表现多种多样，以骨痛、贫血、高钙血症、高黏滞血症、肾脏损害、反复感染为主要表现。临床上极易被误诊及漏诊。

3.3　实验室检查[19-22]

参照《中国多发性骨髓瘤诊治指南（2015 年修订）》。

3.3.1　必检项目

3.3.1.1　血液检查

血常规、肝肾功能（包括白蛋白、乳酸脱氢酶）、电解质（包括钙离子）、凝血功能、血清蛋白电泳（包括 M 蛋白含量）、免疫固定电泳（加做 IgD[1]）、β_2-MG、CRP、外周血涂片（浆细胞百分数）、血清免疫球蛋白定量。

3.3.1.2　尿液检查

尿常规、24 小时尿轻链、尿免疫固定电泳。

3.3.1.3　骨髓检查

骨髓细胞学涂片分类、骨髓活检＋免疫组化（骨髓免疫组化建议应包括针对如下分子的抗体：CD_5、CD_{19}、CD_{23}、CD_{25}、CD_{20}、CD_{38}、CD_{56}、CD_{138}、κ 轻链、λ 轻链）。

3.3.1.4　影像学检查

全身 X 线平片（包括头颅、骨盆、股骨、肱骨、胸椎、腰椎、颈椎）。

3.3.1.5　其他检查

胸部 CT、心电图、腹部 B 超。

3.3.2　对诊断或判断预后有价值的项目

3.3.2.1　血液检查

血清游离轻链（sFLC）。

3.3.2.2　尿液检查

24 小时尿蛋白谱（多发性骨髓瘤肾病及怀疑淀粉样变者）。

3.3.2.3 骨髓检查

流式细胞术（建议抗体标记采用 4 色以上，应包括针对如下分子的抗体：CD_{19}、CD_{38}、CD_{45}、CD_{56}、CD_{20}、CD_{138}、κ 轻链、λ 轻链；有条件的单位加做 CD_{27}、CD_{28}、CD_{81}、CD_{117}、CD_{200} 等的抗体，建议临床研究时开展）。

3.3.2.4 影像学检查

CT、MRI（局部或者全身）、PET－CT。

3.3.2.5 其他检查

——怀疑淀粉样变性者，需行腹部皮下脂肪、骨髓或受累器官、部位活检，并行刚果红染色。怀疑心功能不全及怀疑合并心脏淀粉样变性者，需行超声心动图检查。

——心功能不全及怀疑合并心脏淀粉样变性或者轻链沉积病患者，检测心肌酶谱、肌钙蛋白、BNP、NT－proBNP。

3.4 诊断标准[22]

参照《中国多发性骨髓瘤诊治指南（2015 年修订）》中的诊断标准。

3.5 鉴别诊断

临床容易误诊，初诊误诊率高达 60% 以上[23-26]。应与以下疾病相鉴别：

3.5.1 骨关节病、骨质疏松症及骨转移

多数患者因骨痛、骨折的原因首次就诊于骨科、针灸推拿科，且影像学检查显示早期 MM 的溶骨性改变并不多见，极易被误诊[27]。

3.5.2 肾脏疾病

部分患者初诊因水肿、蛋白尿、肌酐升高等原因就诊于肾病科，临床极易被误诊[28-30]。

3.5.3 其他血液病

部分患者以贫血或出血原因就诊，亦易被误诊。

4 辨证分型[31-52]

4.1 气血亏虚证

面色少华，倦怠乏力，心悸气短，食少纳呆，腹胀便溏。舌质淡，苔白或少苔，脉濡细或细弱等。

4.2 肝肾阴虚证

低热盗汗，五心烦热，口渴咽干，大便干结。舌红，质暗或有瘀斑，少苔，脉细数等。

4.3 脾肾阳虚证

面色㿠白，纳呆食少，双下肢浮肿酸重，怯寒神疲，大便溏薄，小便清长。舌质淡胖，苔白腻，脉沉细。

4.4 痰瘀痹阻证

骨痛剧烈，痛有定处，疼痛难忍，转侧不利，肢体麻木，痰核肿大，癥瘕痞块，胸闷，痰多，面色黧黑，精神萎靡。舌体胖大，质暗，苔厚腻，脉涩或紧或弦滑等。

5 治疗

5.1 治疗原则[53-62]

中医药在配合西医治疗 MM 上发挥了独特优势，既能减轻放化疗的毒副作用，还能提高机体免疫力，改善临床症状，延缓疾病进展，提高生活质量。

中医认为，多发性骨髓瘤以肾虚为本，痰瘀毒为标，故临床应以补肾、活血、解毒为基本治疗原则。

5.2 分证论治

5.2.1 气血亏虚证

治法：补气养血，填精益髓。

主方：十全大补汤（《太平惠民和剂局方》）加减[63,64]。（证据级别：Ⅳ级；推荐级别：D级）

常用药：黄芪、党参、白术、茯苓、熟地黄、白芍、当归、川芎、肉桂、鹿角胶等。

加减：乏力甚者，加用人参；心悸失眠，加用酸枣仁、大枣；脾失运化，食欲减退，加用砂仁、白豆蔻等；大便溏薄，加山药、薏苡仁等。

5.2.2 肝肾阴虚证

治法：滋补肝肾，通络止痛。

主方：六味地黄丸（《小儿药证直诀》）加减。（证据级别：Ⅳ级；推荐级别：D级）

常用药：生地黄、山萸肉、山药、茯苓、牡丹皮、泽泻等。

加减：骨痛甚，可加全蝎、蜈蚣；阴虚火旺征象明显，加知母、黄柏、地骨皮、青蒿，同时加大生地黄、牡丹皮用量；出血者，可加用仙鹤草、连翘、鸡血藤、三七粉等；盗汗重者，加浮小麦。

5.2.3 脾肾阳虚证

治法：温补脾肾，活血通络。

主方：真武汤（《伤寒论》）加减。（证据级别：Ⅴ级；推荐级别：D级）

常用药：生姜、附子、茯苓、白术、白芍等。

加减：瘀血明显者，可加用益母草、赤芍、三七粉等。

5.2.4 痰瘀痹阻证

治法：活血化瘀，祛痰通络。

主方：涤痰汤（《奇效良方》）合身痛逐瘀汤（《医林改错》）加减。（证据级别：Ⅳ级；推荐级别：D级）

常用药：半夏、陈皮、茯苓、胆南星、枳实、竹茹、全蝎、当归、鸡血藤、莪术、僵蚕。

加减：可酌情配伍行气之品，如川芎、厚朴等。气虚明显，可加黄芪、党参；心悸不寐明显，加酸枣仁、茯神；痰核肿大，加用浙贝母、夏枯草、玄参、牡蛎等；肝脾肿大，加用三棱、土鳖虫等。

5.3 中成药

5.3.1 参麦注射液[65]

功效益气固脱，养阴生津，生脉。治疗多发性骨髓瘤伴见气阴两虚证，使用方法：100mL/d，10天为1个疗程。（证据级别：Ⅲ级；推荐级别：D级）

5.3.2 参芪扶正注射液[66]

功效益气扶正。治疗多发性骨髓瘤伴见气虚证，使用方法：250mL/d，静滴，每日1次，30天为1个疗程。（证据级别：Ⅲ级；推荐级别：D级）

5.3.3 六味地黄丸[67]

功效滋补肾阴。治疗多发性骨髓瘤伴见肾阴不足证。每次6g，每日3次口服。（证据级别：Ⅲ级；推荐级别：D级）

5.3.4 川芎嗪注射液[68]

功效行气活血。治疗多发性骨髓瘤伴见瘀血证。160～240mg/d，缓慢静脉滴注，每日1次，2周为1个疗程。（证据级别：Ⅲ级；推荐级别：D级）

5.3.5 参附注射液[65]

功效益气温阳。治疗多发性骨髓瘤伴见脾肾阳虚证。20～100mL/d，缓慢静脉滴注，每日1次，2周为1个疗程。（证据级别：Ⅲ级；推荐级别：D级）

5.4 多发性骨髓瘤常见并发症、兼夹症的治疗

5.4.1 骨痛

临床表现：全身骨痛，溶骨性病变及骨折。

病机：多为瘀血阻滞，不通则痛。

治则：活血化瘀，通经止痛。

主方：身痛逐瘀汤（《医林改错》）加减。

常用药：秦艽、川芎、桃仁、红花、甘草、羌活、没药、当归、五灵脂、香附、牛膝、地龙。

加减：若身体重着、舌苔厚腻等湿热偏重者，加苍术、黄柏；若见面白、眩晕耳鸣、心悸气短、动则汗出、语声低微、倦怠乏力等，加黄芪、丹参、熟地黄；若大便干燥者，可加大黄，既能通腑，又加强活血化瘀之作用；若瘀血之症严重，疼痛剧烈，痛如针刺者，可加三棱、莪术、虻虫等；或有口干者，可加天花粉、生地黄；若全身疼痛剧烈难忍，夜不能寐者，可加延胡索、乳香、生蒲黄、荜茇等。

5.4.2 肾功能损害

临床表现：常见蛋白尿症状。

病机：多由脾虚、肾虚失于固摄，或外感六淫、肺气失宣所致，亦与湿热、瘀血阻滞有关。

加减：若蛋白尿经久不消，缠绵难愈，可加用三七粉、益母草、白及等；伴有血尿，可加白茅根、藕节、仙鹤草、茜草等；伴尿素氮、肌酐升高，可加滑石、车前草、土茯苓、泽兰等。

中成药：

百令胶囊：补肺肾，益精气。对多发性骨髓瘤肾损害出现蛋白尿具有一定的临床疗效。口服。1次4粒，1日3次。（证据级别：V级；推荐级别：E级）

黄葵胶囊：清利湿热，解毒消肿。用于多发性骨髓瘤肾损害，症见：浮肿、腰痛、蛋白尿、血尿、舌苔黄腻等。口服，每次5粒，1日3次；8周为1个疗程。（证据级别：V级；推荐级别：E级）

尿毒清颗粒：通腑降浊，健脾利湿，活血化瘀。用于多发性骨髓瘤肾损害出现肌酐、尿素氮升高。温开水冲服，每日4次，6、12、18时各服1袋，22时服2袋，每日最大服用量8袋。（证据级别：V级；推荐级别：E级）

5.4.3 白细胞减少

地榆升白片[69]：益气养血，健脾补肾，活血化瘀。口服。2~4片/次，每日3次。20天至1个月为1个疗程。（证据级别：V级；推荐级别：E级）

芪胶升白胶囊：补血益气。用于气血不足所致白细胞减少者。口服，1次4粒，每日3次。（证据级别：V级；推荐级别：E级）

十一味参芪片：补气养血，健脾益肾。用于气血不足所致白细胞减少者。口服，1次4片，每日3次。（证据级别：V级；推荐级别：E级）

参归养血片：以益气养血为主，用于气血不足所致白细胞减少者。口服。1次2~4片，1日3次，饭后服用。4周为1个疗程。（证据级别：V级；推荐级别：E级）

5.4.4 周围神经病变

临床表现：手足麻木、冷痛。

病机：多由正气不足，邪滞经络，经络不通所致。

治则：补气活血通络。

主方：黄芪桂枝五物汤（《金匮要略》）或补阳还五汤（《医林改错》）加减。

常用药：黄芪、芍药、桂枝、生姜、大枣；或黄芪、当归尾、赤芍、地龙、川芎、红花、桃仁。

加减：伴有筋骨不利者，加伸筋草、千年健、续断、牛膝；两胁疼痛者，加延胡索、川楝子、香附等。

电针治疗：每周3次针刺，针刺4周，休息1周，然后改为每周2次针刺，针刺4周（即9周针刺20次）。针刺得气后，使用电针2~100Hz，20分钟[70]。或针灸治疗，针刺10周，前2周每周2次，中间4周每周1次，后4周每2周1次[71]。（证据级别：Ⅱ级；推荐级别：B级）

5.4.5 带状疱疹

5.4.5.1 辨证治疗

5.4.5.1.1 肝经郁热证

证候：多发于头面、胸胁。疱疹鲜红，疱壁紧张，灼热刺痛，伴口苦咽干，心烦易怒，纳呆，大便秘结，小便短赤。舌质红，苔薄黄或黄腻，脉弦滑数。

治法：清肝泻火，解毒止痛。

主方：龙胆泻肝汤（《医方集解》）加减。（证据级别：Ⅱ级；推荐级别：B级）

药用：龙胆草、生地黄、牡丹皮、赤芍、黄芩、栀子、板蓝根、紫草、延胡索、泽泻、车前子。

5.4.5.1.2 脾经湿热证

证候：多发于腹部、臀部和下肢。皮疹色淡，疱壁松弛，水疱易破，糜烂渗液较多，疼痛不甚，伴不思饮食，食后腹胀，口不渴或渴不欲饮，倦怠乏力，大便时溏，女性患者带下增多。舌质淡或正常，苔白或白腻，脉沉缓或濡滑。

治法：健脾利湿，解毒止痛。

主方：除湿胃苓汤（《医宗金鉴》）加减。（证据级别：Ⅱ级；推荐级别：B级）

药用：白术、厚朴、陈皮、茯苓、车前子、泽泻、板蓝根、延胡索、薏苡仁。

5.4.5.1.3 气滞血瘀证

证候：多见于年老体弱患者。疼痛剧烈，皮疹消退后仍疼痛不已，难以忍受，并放射至附近部位，重者可持续数月甚至更长时间，伴头晕、乏力。舌质紫或黯，苔白，脉弦涩。

治法：理气活血，通络止痛。

主方：柴胡疏肝散（《医学统旨》）合桃红四物汤（《玉机微义》引《医垒元戎》）加减。（证据级别：Ⅱ级；推荐级别：B级）

药用：柴胡、当归、白芍、郁金、香附、延胡索、川楝子、桃仁、红花、生地、川芎、陈皮、枳壳。

5.4.5.2 单药治疗

板蓝根，每次10g，1日3次，水煎服[72]。（证据级别：Ⅲ级；推荐级别：C级）

5.4.5.3 外敷治疗

冰硼散：取冰硼散适量，用凡士林调成糊状，外敷于患处，每日1次，一般2~3天可改善症状。（证据级别：Ⅴ级；推荐级别：E）

六神丸[73-75]：每日3次，每次5~10粒，温开水送服。一般服药后当晚疼痛可减轻，次日患处疱疹颜色变暗，3~5日可愈。（证据级别：Ⅴ级；推荐级别：E）

硝矾散：硼砂、芒硝、明矾各15g，加水1000mL湿敷，1日3~4次。（证据级别：Ⅴ级；推荐级别：E）

5.4.6 发热

5.4.6.1 辨证治疗

热毒炽盛证

证候：除见骨痛、面黄乏力症状外，并伴高热不解，口干气促，衄血发斑，便血溺血，或可见神昏谵语，躁动不安。舌质绛，起芒刺，脉虚大而数。

治法：清营泄热，凉血解毒。

主方：清瘟败毒饮（《疫疹一得》）加减。（证据级别：Ⅴ级；推荐级别：D级）

常用药：水牛角、生地黄、牡丹皮、黄连、黄芩、蒲公英、白花蛇舌草、连翘、太子参、甘草。

加减：出血明显者，加仙鹤草、茜草（炭）、三七粉活血止血；口干甚者，加生石膏、知母生津止渴。

5.4.6.2 中成药治疗

清开灵颗粒：清热解毒，镇静安神。成人每次 3g，口服，1 日 3 次。儿童酌减。便溏者慎用。（证据级别：Ⅴ级；推荐级别：E 级）

新癀片：清热解毒，活血化瘀，消肿止痛。用于 MM 患者发热、咽痛等症。（证据级别：Ⅴ级；推荐级别：E 级）

羚羊角粉：清热解毒，凉肝镇惊。用于 MM 患者感染后高热不退。（证据级别：Ⅴ级；推荐级别：E 级）

安宫牛黄丸：清热解毒，镇惊开窍。用于 MM 患者感染后高热不退，甚至神昏谵语。口服，1 次 1 丸，1 日 1 次。（证据级别：Ⅴ级；推荐级别：E 级）

6 预防与调护[76-81]

6.1 心理护理

由于每个患者的个体状况不同，因此其对于疾病的理解能力也存在差异，护理人员应了解分析患者的心理情况，进行针对性调节。对于文化程度较高的患者，可以向其介绍一些与疾病相关的知识，例如各类注意事项，引导患者树立一个健康正确的思想，增强其自信心，及时了解患者的思想动态，疏导患者说出自己的忧虑。通常文化程度较低的患者对于使用的治疗措施有很强的恐惧、悲观、暴躁的情绪，护理人员应该与患者家属一同配合引导，帮助患者正视现实，摆脱恐惧，平稳情绪，使患者积极配合治疗。

6.2 饮食护理

禁酒、忌烟，少吃多餐，多吃水果、蔬菜、谷类食物，少吃油炸食品。同时也要加强对患者饮食的科学管理，多补充身体所需的维生素，也要多进食富含营养、蛋白质的食物，增强患者体质，提高机体免疫力。

6.3 症状护理

6.3.1 疼痛

应指导患者卧床休息，并且限制患者活动。

6.3.2 骨痛明显并伴有骨折

应卧硬板床休息，避免剧烈运动，定时翻身，保持皮肤清洁，预防压疮的发生；对于需要的患者可以给予适量的镇静止痛药；同时关心体贴患者，给患者精神上的鼓励。

6.3.3 贫血

应观察患者贫血症状和程度，对于严重贫血的患者嘱咐其卧床休息，不要突然站起，根据患者的具体情况进行输血治疗。

6.3.4 感染

应保持病房内空气清洁、温湿度适宜，避免患者受凉，预防交叉感染，加强口腔护理，防止因口腔黏膜损伤引起感染；观察患者是否出现发热、感染伴随症状及体征，叮嘱患者多饮水、少憋尿；对患者的家人做好卫生宣教工作。

6.3.5 肾功能损害

准确记录 24 小时出入量，保证患者的电解质平衡。当发生肾性贫血时，可应用促红细胞生成素或间断输入血液制品，在输血时应严密观察患者有无输血反应并严格执行查对制度。有效的护理干预可改善患者肾功能，提高患者生活质量。

附录 A

（资料性附录）

中国多发性骨髓瘤诊治指南（2015 年修订）中的诊断标准

综合参考世界卫生组织（WHO）、美国国立综合癌症网络（NCCN）及国际骨髓瘤工作组（IM-WG）的指南，诊断有症状骨髓瘤（活动性骨髓瘤）和无症状骨髓瘤（冒烟型骨髓瘤）的标准见附表 A1 和附表 A2。

附表 A1　活动性（有症状）多发性骨髓瘤诊断标准

（需满足第 1 条及第 2 条，加上第 3 条中任何 1 项）

1. 骨髓单克隆浆细胞比例≥10% 和/或组织活检证明有浆细胞瘤
2. 血清和/或尿出现单克隆 M 蛋白[a]
3. 骨髓瘤引起的相关表现
（1）靶器官损害表现（CRAB）[b]
　　· ［C］校正血清钙 > 2.75mmol/L[c]
　　· ［R］肾功能损害（肌酐清除率 < 40mL/min 或肌酐 > 177μmol/L）
　　· ［A］贫血（血红蛋白低于正常下限 20g/L 或 < 100g/L）
　　· ［B］溶骨性破坏，通过影像学检查（X 线片、CT 或 PET – CT）显示 1 处或多处溶骨性病变
（2）无靶器官损害表现，但出现以下 1 项或多项指标异常（SLiM）
　　· ［S］骨髓单克隆浆细胞比例≥60%[d]
　　· ［Li］受累/非受累血清游离轻链比≥100[e]
　　· ［M］MRI 检查出现 >1 处 5mm 以上局灶性骨质破坏

注：a 无血、尿 M 蛋白量的限制，如未检测出 M 蛋白（诊断不分泌型 MM），则需骨髓瘤单克隆浆细胞≥30% 或活检为浆细胞瘤并需要行免疫组化等证实 κ 或 λ 轻链限制性表达；b 其他类型的终末器官损害也偶有发生，且需要治疗，若证实这些脏器的损害与骨髓瘤相关，可进一步支持诊断和分类；c 校正血清钙(mmol/L) = 血清总钙(mmol/L) − 0.025 × 血清白蛋白浓度（g/L）+1.0（mmol/L），或校正血清钙（mg/dL）= 血清总钙（mg/dl）− 血清白蛋白浓度（g/L）+4.0（mg/dL）；d 浆细胞单克隆性可通过流式细胞学、免疫组化、免疫荧光的方法鉴定其轻链 κ、λ 限制性表达，骨髓浆细胞比例优先于骨髓细胞涂片和骨髓活检方法，在穿刺和活检比例不一致时，选用浆细胞比例高的数值；e 建议使用英国 The Binding Site Group（Birmingham，UK）的检测技术，需要受累轻链数值至少≥100mg/L

附表 A2　无症状骨髓瘤（冒烟型骨髓瘤）诊断标准

（需满足第 3 条，加上第 1 条和/或第 2 条）

1. 血清单克隆 M 蛋白≥30g/L 或 24h 尿轻链≥1g
2. 骨髓单克隆浆细胞比例 10% ~60%[2–3]
3. 无相关器官及组织的损害（无 SLiM、CRAB 等终末器官损害表现，包括溶骨改变）

注：SLiM、CRAB 表现的具体内容参见附表 A2

分型：依照异常增殖的免疫球蛋白类型分为 IgG 型、IgA 型、IgD 型、IgM 型、IgE 型、轻链型、双克隆型以及不分泌型。每一种又可以根据轻链类型分为 κ 型和 λ 型。

分期：按照传统的 Durie-Salmon（DS）分期体系和国际分期体系（ISS）进行分期（附表 A3，附表 A4）。

附表 A3　Durie-Salmon 分期体系[6]

分期	分期标准
I 期	满足以下所有条件： 1. 血红蛋白 > 100g/L； 2. 血清钙 ≤ 2.65mmol/L（11.5mg/dL）； 3. 骨骼 X 线片：骨骼结构正常或骨型孤立性浆细胞瘤； 4. 血清骨髓瘤蛋白产生率低：（1）IgG < 50g/L；（2）IgA < 30g/L；（3）本周蛋白 < 4g/24h
II 期	不符合 I 和 II 期的所有患者
III 期	满足以下 1 个或多个条件： 1. 血红蛋白 < 85g/L； 2. 血清钙 > 2.65mmol/L（11.5mg/dL）； 3. 骨骼检查中溶骨病变大于 3 处； 4. 血清或尿骨髓瘤蛋白产生率高：（1）IgG > 70g/L；（2）IgA > 50g/L；（3）本周蛋白 > 12g/24h
亚型	
A 亚型	肾功能正常 [肌酐清除率 > 40mL/min 或血清肌酐水平 < 177μmol/L（2.0mg/dL）]
B 亚型	肾功能不全 [肌酐清除率 ≤ 40mL/min 或血清肌酐水平 ≥ 177μmol/L（2.0mg/dL）]

附表 A4　国际分期体系（ISS）[7]及修改的国际分期体系（R-ISS）[8]

分期	ISS 的标准	R-ISS 的标准
I 期	$\beta_2 - MG$ < 3.5mg/L 和白蛋白 ≥ 35g/L	ISS I 期和细胞遗传学标危患者同时 LDH 正常水平
II 期	不符合 I 和 III 的所有患者	不符合 R-ISS I 和 III 期的所有患者
III 期	$\beta_2 - MG$ ≥ 5.5mg/L	ISS III 期同时细胞遗传学高危患者[a] 或 LDH 高于正常水平

注：$\beta_2 - M$ 为 β_2 微球蛋白；a 细胞遗传学高危指间期荧光原位杂交检出 del（17p），t（4；14），t（14；16），标危即未出现此类异常

参 考 文 献

[1] 张之南，沈悌．血液病诊断疗效标准［S］．3 版．北京：科学出版社，2007：232.

[2] 郝牧，邱录贵．第 54 届美国血液学年会研究热点报道——多发性骨髓瘤耐药［J］．中华血液学杂志，2013，34（4）：374－376.

[3] 王吉耀，廖二元，黄从新，等．内科学［M］．2 版．北京：人民卫生出版社，2012：825－831.

[4] Morgan GJ，Walker BA，Davies FE. e genetic architecture of multiple myeloma［J］．Nat Rev Cancer，2012（12）：335－348.

[5] Rajkumar SV. Multiple myeloma：2013 update on diagnosis，risk-strati cation，and management［J］．Am J Hematol，2013，88（3）：226－235.

[6] Rajkumar SV，Dimopoulos MA，Palumbo A，et al. International Myeloma Working Group updated criteria for the diagnosis of multiple myeloma［J］．Lancet Oncol，2014，15（12）：538－548.

[7] Karp Leaf R，Cho HJ，Avigan D. Immunotherapy for Multiple Myeloma，Past，Present，and Future：Monoclonal Antibodies，Vaccines，and Cellular Therapies［J］．Curr Hematol Malig Rep，2015.

[8] 陈世伦，武永吉．多发性骨髓瘤［M］．2 版．北京：人民卫生出版社，2010.

[9] 古爱虎，汪兴洪．多发性骨髓瘤治疗的现状和进展［J］．中国骨肿瘤骨病，2006，5（3）：175－179.

[10] 俞雷，侯安继，胡艳．多发性骨髓瘤中医辨治体会［J］．湖南中医药大学学报，2012，32（12）：33－34.

[11] 惠双．低剂量沙利度胺联合常规化疗治疗多发性骨髓瘤临床观察［J］．中国实用医药，2011，6（6）：162－163.

[12] 郭沱，侯健．MM 的治疗现状与进展．中国实用内科学杂志，2006，26（6）：892－894.

[13] 陈信义，麻柔，李冬云．规范常见血液病中医病名建议［J］．中国中西医结合杂志，2009，29（11）：1040－1041.

[14] 陈志雄，黄智莉．多发性骨髓瘤的中医治疗特色与优势［J］．全国中西医结合血液学学术会议，2010.

[15] 秦小琪，徐燕，安刚，等．肾功能对 β_2 微球蛋白水平作为多发性骨髓瘤国际分期系统预后因素的影响——单中心 666 例临床分析［J］．中华血液学杂志，2015，36（5）：393－397.

[16] Eslick R，Talaulikar D. Multiple myeloma：from diagnosis to treatment［J］．Aust Fam Physician，2013，42（10）：684－688.

[17] 杨蕊雪，高露，施菊妹，等．多发性骨髓瘤的诊断进展与分期［J］．中国癌症杂志，2014，24（10）：727－731.

[18] 沈君，王开泰．多发性骨髓瘤临床特征与预后分析［J］．中国当代医药，2016，23（11）：39－41.

[19] 汪薇．多发性骨髓瘤实验室检查特点［J］．检验医学，2015，30（8）：847－851.

[20] NCCN clinical practice guidelines in Oncology：Multiple Myeloma，2016.

[21] 林卫，黄晓华，卢新兆，等．多发性骨髓瘤患者实验室指标分析及临床诊断中的意义［J］．蛇

志，2016，28（1）：36－37.

［22］中国医师协会血液科医师分会，中华医学血液学分会，中国医师协会多发性骨髓瘤专业委员会.
中国多发性骨髓瘤诊治指南（2015年修订）［S］.中华内科杂志，2015，54（12）：1066－1070.

［23］尚克中.多发性骨髓瘤发病率的宏观状况与诊断率提高问题［J］.中华放射学杂志，1995，29
（1）：79－80.（证据级别：Ⅲ级）

［24］杨国亮.多发性骨髓瘤误诊原因及诊断方法［J］.中国冶金工业医学杂志，2015，32（1）：
82－83.

［25］汪江，颜维仁.多发性骨髓瘤误诊原因分析［J］.临床误诊误治，2010，23（8）：753.

［26］陈广华，林凤茹.多发性骨髓瘤的误诊因素分析［J］.临床荟萃，2015，30（10）：1120－1122.

［27］张宏.多发性骨髓瘤影像诊断及误诊分析［J］.长治医学院学报，2015，29（1）：50－52.

［28］Wirk B. Renal failure in multiple myeloma：a medical emergency［J］.Bone Marrow Transplant，
2011，46（6）：771－783.

［29］徐海燕，林玉梅.多发性骨髓瘤合并肾损害的误诊及临床分析［J］.中外医学研究，2012
（36）：30－31.

［30］孔育姗，胡科勋.以呼吸系统症状为首发表现的多发性骨髓瘤误诊2例分析［J］.医学理论与
实践，2013，26（21）：2850－2851.

［31］张振会.多发性骨髓瘤的中医辨证论治［J］.江西中医药，2013，44（372）：14－15.

［32］杨月艳.多发性骨髓瘤的中医辨治特点［J］.山西中医，2008，24（1）：59－60.

［33］张翔，周郁鸿，叶宝东.多发性骨髓瘤中医诊治概述［J］.中华中医药学刊，2013，31（1）：
124－126.

［34］方坚.多发性骨髓瘤中医诊治思路探讨［J］.广州中医药大学学报，2013，30（4）：581－599.

［35］何瑜洁.分析多发性骨髓瘤的中医证候特点及分布规律［J］.内蒙古中医药，2014，29
（40）：74.

［36］黄智莉.中医治疗多发性骨髓瘤概况［J］.湖北中医学院学报，2009，11（6）：56－58.

［37］任荣政，鞠立霞.周永明治疗多发性骨髓瘤经验［J］.中医杂志，2007，48（4）：306－308.

［38］魏亚东，曹利平，鱼涛，等.谢远明治疗多发性骨髓瘤经验［J］.中华中医药杂志，2013，28
（12）：3577－3580.

［39］符陆帅.魏克民治疗多发性骨髓瘤经验［J］.江西中医药大学学报，2014，26（4）：18－20.

［40］马丽，沈一平，周郁鸿.沈一平主任治疗多发性骨髓瘤的临床经验［J］.黑龙江中医药，2014
（4）：32－33.

［41］邹本宏.刘宝文教授应用补阳还五汤治疗多发性骨髓瘤经验介绍［J］.新中医，2008，40
（2）：19－20.

［42］苏丽瑛，康宁，吴晓丽，等.李全教授肿瘤经验偶拾［J］.中华中医药杂志，2012，27（5）：
1334－1336.

［43］陈珮.黄振翘老中医治疗多发性骨髓瘤临床经验［J］.黑龙江中医药，2008（4）：2.

［44］李江.胡致平教授治疗多发性骨髓瘤经验［J］.内蒙古中医药，2016，16（26）：14.

［45］郭茜.多发性骨髓瘤辨治体会［J］.中国中医急症，2008，17（4）：556.

［46］王伟涛.多发性骨髓瘤的中医药研究概述［J］.浙江中医药大学学报，2012，36（6）：745－746.

[47] 魏学礼，马兰，蒋楠，等．多发性骨髓瘤证治体会［J］．天津中医药，2007，24（1）：75．

[48] 肖涵．多发性骨髓瘤治疗进展［J］．中国保健营养，2013，下（2）：1014－1045．

[49] 黄智莉，陈志雄，于天启，等．多发性骨髓瘤中医证型聚类分析研究［J］．山西中医，2011，27（8）：41－43．

[50] 王文暖，王文娜．辨证分型治疗多发性骨髓瘤13例疗效观察［J］．河北中医，2010，32（7）：1004－1005．

[51] 谢辉，李振杰，李志远，等．多发性骨髓瘤中医药证治研究现状与对策探讨［J］．新中医，2013，45（11）：125－127．

[52] 马智刚，范小莉．多发性骨髓瘤中医治疗现状及展望［J］．医药产业资讯，2011，9（18）：310－311．

[53] 程纬民，曾清．补脾肾化瘀毒法联合化疗治疗多发性骨髓瘤溶骨病变20例临床观察［J］．辽宁中医杂志，2009，36（12）：2093－2095．

[54] 陈鹏，丘和明，宋爽，等．补肾活血法辅助化疗治疗多发性骨髓瘤骨病16例疗效观察［J］．新中医，2006，38（8）：24－25．

[55] 杨月艳，李晓惠，倪海雯，等．补肾通络法配合MPT化疗方案治疗老年多发性骨髓瘤18例临床观察［J］．江苏中医药，2008（9）：38－39．

[56] 王宝金．益气补肾解毒活血方联合化疗治疗多发性骨髓瘤的疗效观察［D］沈阳：．辽宁中医药大学，2010．

[57] 吴玉霞，袁忠，白玉盛，等．益肾化瘀泄浊解毒方联合化疗治疗多发性骨髓瘤临床研究［J］．新疆医科大学学报，2009，32（8）：1140－1144．

[58] 马婷，王缨，王瑾碧，等．益肾活血法联合VAD方案治疗多发性骨髓瘤临床观察［J］．实用中医药杂志，2013，29（12）：1024－1025．

[59] 胡永珍，李达．益肾活血饮配合亚砷酸治疗多发性骨髓瘤骨病的观察［J］．辽宁中医杂志，2009．36（8）：1331－1333．

[60] 袁忠，吴玉霞．益肾健脾化瘀泄浊解毒法治疗多发性骨髓瘤肾功能不全［J］．中国实验方剂学杂志，2011，17（14）：279－281．

[61] 刘俊玲，吴庆超，王朝晖，等．滋肾活血法联合化疗治疗多发性骨髓瘤临床观察［J］．中医药临床杂志，2010，22（5）：395－396．

[62] 周玉才．滋肾清瘀方配合VAD方案治疗多发性骨髓瘤的临床研究［D］．济南：山东中医药大学，2005．

[63] 方坚．中药联合改良VAD方案对多发性骨髓瘤患者造血系统的影响［J］．新中医，2004，36（6）：51－52．

[64] 中山志郎．补中益气汤及十全大补汤有效的多发性骨髓瘤［J］．现代东洋医学，1993，14（1）：113－117．（证据级别：V级）

[65] 刘丽，孙志强．中成药序贯辅助VAD方案治疗多发性骨髓瘤疗效观察［J］．实用中医药杂志，2009，25（8）：544－545．（证据级别：V级）

[66] 唐庆．参芪扶正注射液配合VAD方案化疗多发性骨髓瘤22例分析［J］．肿瘤防治研究，2005，32（6）：373－374．（证据级别：V级）

［67］付慧稳，徐秀芹．三氧化二砷联合六味地黄丸及维生素 C 治疗复发和难治性多发性骨髓瘤疗效观察［J］．河北医药，2009，31（10）：1236．（证据级别：Ⅴ级）

［68］李达，代喜平．川芎嗪联合参附注射液辅助 VAD 方案治疗多发性骨髓瘤临床观察［J］．国际医药卫生导报，2008，14（23）：54－56．（证据级别：Ⅴ级）

［69］冯春，张萍．地榆升白片治疗多发性骨髓瘤化疗后白细胞减少临床研究［J］．中医学报，2013，12（28）：1794－1795．（证据级别：Ⅴ级）

［70］M Kay Garcia，Lorenzo Cohen etc. Electroacupuncture for thalidomide/bortezomib-induced peripheral neuropathy in multiple myeloma：a feasibility study［J］. Garcia et al. Journal of Hematology & Oncology，2014，7（41）：1－8．（证据级别：Ⅲ级）

［71］T. Bao，O. Goloubeva，C. Pelseret al. A pilot study of acupuncture in treating bortezomib-induced peripheral neuropathy in patients with multiple myeloma. Integr Cancer Ther，2014，13（5）：396－404．（证据级别：Ⅲ级）

［72］H. Guo，J. Mao，X. Qianet al. Varicella-zoster virus prophylaxis with the traditional Chinese medicine Radix isatidis（Banlangen）in patients with multiple myeloma treated with bortezomib. J Altern Complement Med，2011，17（11）：985－986．（证据级别：Ⅲ级）

［73］杨洋，李军．带状疱疹中医治疗的研究进展［J］．环球中医药，2013，2（6）：155－158．

［74］张红星，黄国付，杨敏．中西医结合治疗带状疱疹的临床研究进展［J］．中国组织工程研究与临床康复，2007，11（29）：5810－5813．

［75］何桂兰．六神丸外涂治疗带状疱疹疗效观察［J］．青海医药杂志，2004，34（4）：31．

［76］金容鹤，金春玉，朴日等．六神丸治疗带状疱疹［J］．延边医学院学报，1990（3）：40－41．

［77］石磊．六神丸外用治疗带状疱疹40 例［J］．安徽中医学院学报，1999，18（3）：27．

［78］杨便红，王兵，陈煦．70 例多发性骨髓瘤终末期患者的护理［J］．中国医案，2016，17（3）：86－88．

［79］李文海．多发性骨髓瘤的护理途径［J］．世界最新医学信息文摘，2016，16（38）：269.273．

［80］张晓梅．多发性骨髓瘤患者骨骼疼痛临床护理［J］．齐鲁护理杂志，2014，20（24）：49－50．

［81］陆泳，葛步琴．心理护理干预缓解多发性骨髓瘤患者疼痛的临床应用及生活质量影响［J］．辽宁中医杂志，2014，41（3）：559－560．

ICS 11.120
C 05

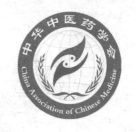

团 体 标 准

T/CACM 1291—2019
代替 ZYYXH/T145—2008

中医肿瘤科临床诊疗指南
恶性淋巴瘤

Clinical guidelines for diagnosis and treatment of oncology in TCM
Malignant lymphoma

2019-01-30 发布
2020-01-01 实施

中华中医药学会 发布

前　言

本指南按照 GB/T 1.1—2009 给出的规则起草。

本指南代替了 ZYYXH/T145—2008 恶性淋巴瘤，与 ZYYXH/T145—2008 相比主要技术变化如下：

——增加了范围（见 1，2008 年版的 1）；

——修改了规范性引用文件（见 2，2008 年版的 2）；

——修改了术语和定义（见 3，2008 年版的 3）；

——修改了诊断（见 4，2008 年版的 4）；

——替换了辨证中的"鼠蹊""肿核"等不常见词语（见 5.1～5.5，2008 年版的 5.1～5.5）；

——修改了治疗原则（见 6.1，2008 年版的 6.1）；

——修改了分证论治中部分治法和主方以及主方所对应的常用药（见 6.2.1，2008 年版的6.2.1）；

——删除了小金丹的适用范围（见 2008 年版的 6.2.2.3）；

——删除了夏枯草膏的适用范围（见 2008 年版的 6.2.2.4）；

——删除了鳖甲煎丸的适用范围（见 2008 年版的 6.2.2.5）；

——增加了中药外治法——中药贴敷（见 6.2.3.1）；

——增加了非药物疗法——针灸（见 6.2.3.2）；

——增加了疗效评价标准（见 7）；

——附加了淋巴瘤症状积分量表（见表 1）；

——附加了 QOL 生活质量评价标准（见表 2）。

本指南由中华中医药学会提出并归口。

本指南主要起草单位：贵州中医药大学第一附属医院。

本指南参加起草单位：中国中医科学院广安门医院、北京中医药大学东直门医院、浙江省中医院、广西中医学院附属瑞康医院、扬州大学临床中医院、辽宁中医药大学附属医院、贵州中医药大学第二附属医院、六安市中医院、山东中医药大学附属医院。

本指南主要起草人：刘华蓉、张岩、曾曼杰。

本指南参与起草人：侯炜、李丛煌、侯丽、姚宇红、练祖平、刘延庆、高宏、沈建平、孙庆明、徐瑞荣、陈慧彬、张程、蒋宏亮。

本指南于 2008 年 10 月首次发布，2019 年 1 月第一次修订。

引　言

　　《中医肿瘤科临床诊疗指南·恶性淋巴瘤》（以下简称本指南）于2014年12月由国家中医药管理局立项，贵州中医药大学第一附属医院承担。按照中国中医药法监法标便函〔2015〕3号《关于印发2015年中医临床诊疗指南和治未病标准制修订项目工作方案的通知》要求，中华中医药学会组织成立了肿瘤中医临床诊疗指南专家指导组。经个人报名、学科专家指导组协调后于2015年2月底成立了恶性淋巴瘤（修订）项目工作组。项目工作组按照统一要求，开展了文献研究、两轮专家问卷调查、专家论证会、同行征求意见、临床评价（临床一致性评价）等工作，并在多次分析研究的基础上，按照中医临床诊疗指南编写规则，完成了指南编写工作，形成了《肿瘤中医临床诊疗指南·恶性淋巴瘤（修订）》标准草案。

　　本指南修订的目的是规范肿瘤科恶性淋巴瘤的临床医疗行为，向临床医生推荐可以实际应用的恶性淋巴瘤诊断、鉴别诊断、中医辨证和治疗的方法。本指南要求适用于肿瘤临床，使临床医生全面了解相关知识、易于实际操作，能广泛地应用于中医诊治恶性淋巴瘤的医疗工作中。

中医肿瘤科临床诊疗指南　恶性淋巴瘤

1　范围

本指南规定了恶性淋巴瘤的中医诊断、辨证、治疗和疗效评价标准。

本指南适用于恶性淋巴瘤的中医诊断、治疗和疗效评价标准。

2　规范性引用文件

下列文件中的条款通过本指南的引用而成为本指南的条款。凡是注明日期的引用文件，其随后的修改单（不包括勘误的内容）均不适用于本指南，然而，鼓励根据本指南达成协议的各方研究并适时采用这些文件的最新版本。凡是不注明日期的引用文件，其最新版本适用于本指南。

WHO 淋巴系统恶性肿瘤分型，2016[1]

淋巴瘤 Ann Arbor 分期，美国癌症联合会（AJCC）[2]

3　术语和定义

下列术语和定义适用于本指南。

3.1

恶性淋巴瘤　Malignant lymphoma，ML

恶性淋巴瘤是原发于淋巴结和其他器官淋巴组织的恶性肿瘤，是造血系统恶性疾病之一。本病可分为霍奇金淋巴瘤（HL）和非霍奇金淋巴瘤（NHL）两大类。根据临床表现和古代医籍的描述，恶性淋巴瘤与"石疽""痰核或恶核""瘰疬""失荣"[3]相似。

4　诊断[4-5]

4.1　诊断要点

4.1.1　淋巴组织活检

淋巴瘤一般以病理检查证实，其病理检查标本无疑应以淋巴结为主。非霍奇金淋巴瘤的肝侵犯较霍奇金淋巴瘤多见。非霍奇金淋巴瘤中，小淋巴细胞及小裂细胞较大裂细胞易有肝侵犯。经皮肝穿刺可发现 20% 左右的患者有肝侵犯，肝穿阴性再做腹腔镜检查可增加 10% 的阳性率。

4.1.2　仔细采集病史

特别注意有无"B"症状。

4.1.3　全面体检

特别注意淋巴区域以及韦氏咽环，肝脾的大小及有无骨压痛。

4.1.4　实验室检查

全血常规、尿常规、大便常规、血沉、血电解质、肝肾功能、生化常规（包括血糖、血清乳酸脱氢酶、碱性磷酸酶、尿酸、β_2-微球蛋白等）为治疗前的常规检查。部分患者可伴有自身免疫性溶血性贫血，故如有贫血者需予 Coombs 实验等。有条件的应做免疫功能检查，包括 IgG、IgA、IgM 定量、T 细胞亚群、NK 细胞等。HL 的骨髓侵犯发生率较低，一般见于晚期病例，NHL 需经双侧的骨髓穿刺或活检确诊排除骨髓侵犯。

4.1.5　X 射线检查

目前定为常规的 X 射线检查包括胸部后前位和侧位片，必要时辅以断层片。胸片主要目的是观察肺门、纵隔、气管隆嵴下以及内乳区淋巴结，同时也观察肺内是否受侵。骨痛的患者应予疼痛部位照片，有胃肠道症状者建议进行胃肠钡餐检查。

4.1.6　CT、B 超、MRI 检查和淋巴管造影

胸部 CT 在诊断淋巴瘤的胸部病灶方面比常规的 X 射线检查更敏感，已推荐为淋巴瘤治疗前的常

规检查。腹部 B 超、CT 或 MRI 检查能发现腹腔的病灶，也为治疗前的必要检查之一，有条件者应选择 CT 检查。MRI 检查也可用检测中枢神经系统、头颈部的病变、骨或骨髓的病变，不推荐为常规检查，仅用于出现受累的相关症状时。淋巴管造影对确诊腹部和盆腔的病变也有一定的作用，但其准确率受相关经验所限制，目前多不推荐为常规检查。

4.1.7 PET 扫描和镓 67 （Gallium 67）扫描

全身的氟脱氧葡萄糖正电子发射断层扫描（FDG－PET－CT）对淋巴瘤治疗前分期和治疗后发现残余病灶上明显优于常规的 CT 扫描，但昂贵的费用限制其在临床的常规应用。以 PET－CT 在淋巴瘤诊断上的作用为基础，国际淋巴瘤协作组织对 1999 年 IWG 制定的淋巴瘤疗效评价和预后评估的指南予以更改，形成了 IHP 淋巴瘤 2007 淋巴瘤疗效评价新标准。目前已经被包括美国 NCCN 等在内的组织广泛使用。目前 PET－CT 不但可以用于治疗前分期、治疗后疗效评价，而且可以作为治疗后的预后预测指标。镓 67 扫描对淋巴期的特异性很高（达 98%），但敏感性较低（60%～70%），有条件者可于治疗前后予该检查比较，对发现治疗后的膈上残余病灶有一定的帮助。但目前已经基本被 PET－CT 代替。

4.1.8 内窥镜诊断

有胃肠道症状者除予胃肠钡餐或钡灌肠检查外，可进一步予胃、肠镜检查。孤立的纵隔或腹腔肿块可应用纵隔镜或腹腔镜进行组织活检，以明确病理，对治疗前的病理分型和治疗后的残余病灶评价有一定的意义。

4.2 鉴别诊断

浅表淋巴结肿大须与淋巴结的非特异性感染或病毒感染、转移癌、传染性单核细胞增多症等鉴别。凡直径＞1cm 的淋巴结肿大且观察 6 周以上仍不消退者，均应做活检。

无浅表淋巴结肿大的纵隔及肺门肿块，常需与肺癌、结节病等鉴别。一般说来，淋巴瘤的肿块可以较大、发展较快，有时为多发性或双侧性，上腔静脉压迫症状往往不及中央型肺癌明显，支气管镜检及肺门纵隔区切层照相有利于两者的鉴别。

浅表淋巴结不大，以发热为表现的病例确诊比较困难，疑为恶性淋巴瘤时，可考虑做腹部 CT 检查以发现腹膜后病变，有时可考虑剖腹探查。

5 辨证

5.1 寒痰凝滞证

颈项、耳下、腋下、腹股沟等处肿块，不痛不痒，皮色如常，并见面色无华，形寒肢冷，神疲乏力，呕恶纳呆，头晕目眩。舌淡或淡暗，苔薄白，脉细弱。

5.2 气郁痰结证

颈项、耳下、腋下、腹股沟等处肿块，不痛不痒，皮色如常，并见烦躁易怒，胸腹胀闷或胸胁满闷，食欲不振，大便不调。舌暗红，苔白腻或黄腻，脉弦或弦数。

5.3 痰热阻肺证

颈项、耳下、腋下、腹股沟等处肿块，不痛不痒，皮色如常，并见烦躁易怒，胸胁疼痛，胸闷气短，咳嗽气逆，心悸喘息，头晕乏力。舌暗红，苔黄腻，脉弦数。

5.4 痰瘀互结证

颈项、耳下、腋下、腹股沟等处肿块，时而疼痛，食欲不振，形体消瘦，腹大如鼓，午后潮热，大便干结，或有黑便。舌暗或有瘀斑，苔黄腻，脉细涩。

5.5 气血两虚证

颈项、耳下、腋下、腹股沟等处肿块，面色无华，语声低微，倦怠自汗，心悸气短，头晕目眩，失眠多梦。舌体胖大，质淡红，苔薄白，脉细弱或细数。

5.6 肝肾亏虚证

形体消瘦，消谷善饥，潮热汗出，五心烦热，口干咽燥，腰膝酸软，头晕耳鸣，两胁疼痛，遗精或月经不调。舌红绛，苔少或无苔，脉细数。

6 治疗

6.1 治疗原则

化学治疗和放射治疗均为霍奇金淋巴瘤有效治疗手段，应根据患者的临床分期和预后因素选择。非霍奇金淋巴瘤的治疗与病理亚型密切相关，化学治疗是其最重要的治疗手段，放射治疗在非霍奇金淋巴瘤的治疗中也有一定地位，手术治疗在部分结外病变的综合治疗中也是有益的选择。

恶性淋巴瘤的病机重点在于虚、瘀、痰，其治疗总以温开为原则，重在补脾肾，同时须注意化痰散瘀，忌苦寒伤胃。总之，早期以祛邪抗癌为主；中期扶正祛邪并重；晚期以扶正为主，佐以祛邪抗癌。

6.2 中医治疗

6.2.1 分证论治

6.2.1.1 寒痰凝滞证

治法：温阳散寒，化痰散结。

主方：阳和汤（《外科全生集》）加减[6]。（推荐级别：D 级）

常用药：熟地黄、鹿角胶、白芥子、炮姜、肉桂、麻黄、甘草等。

6.2.1.2 气郁痰结证

治法：疏肝解郁，化痰软坚。

主方：逍遥散（《外科正宗》）加减[7-8]。（推荐级别：D 级）

常用药：柴胡、当归、白芍、白术、茯苓、煨姜、薄荷、白芥子、猫爪草、夏枯草、贝母、炙甘草等。

6.2.1.3 痰热阻肺证

治法：清热解毒，祛痰散结。

主方：黛蛤散（《医说》）合泻白散（《小儿药证直诀》）加减。（推荐级别：D 级）

常用药：青黛、海蛤壳、桑白皮、地骨皮、生甘草、粳米等。

6.2.1.4 痰瘀互结

治法：活血散瘀，化痰散结。

主方：西黄丸（《外科症治全生集》）或小金丹（《外科症治全生集》）加减[9]。（推荐级别：D 级）

常用药：麝香、白胶香、木鳖子、草乌、地龙、乳香、没药、当归、五灵脂、墨炭等。

6.2.1.5 气血两虚证

治法：益气养血，扶正散结。

主方：八珍汤（《正体类要》）加减或当归补血汤（《内外伤辨惑论》）加减[10-11]。（推荐级别：D 级）

常用药：人参（党参）、白术、茯苓、当归、川芎、白芍、熟地黄、生姜、大枣、甘草等。

6.2.1.6 肝肾亏虚证

治法：滋补肝肾，解毒散结。

主方：知柏地黄丸（《医宗金鉴》）加减[10]。（推荐级别：D 级）

常用药：熟地黄、山茱萸、山药、泽泻、茯苓、牡丹皮、知母、黄柏等。

6.2.2 中成药

6.2.2.1 复方斑蝥胶囊

每次 3 粒，每日 3 次。适用于化疗后巩固治疗[12]。（推荐级别：B 级）

6.2.2.2 艾迪注射液

每次 50～100mL，加入 0.9% 氯化钠注射液或 5%～10% 葡萄糖注射液 400～500mL 中静脉滴注，每日 1 次。与放、化疗合用时，疗程与放、化疗同步；手术前后使用，10 天为 1 个疗程；介入治疗，10 天为 1 个疗程；单独使用，15 天为 1 周期，间隔 3 天，2 周期为 1 个疗程；恶病质患者，30 天为 1 个疗程，或视病情而定[13]。（推荐级别：D 级）

6.2.2.3 康艾注射液

每日 40～60mL，分 1～2 次，用 5% 葡萄糖或 0.9 氯化钠 250～500mL 稀释后缓慢静脉注射或滴注。30 天为 1 个疗程，或遵医嘱[14]。（推荐级别：D 级）

6.2.2.4 小金丹

每次 10 粒，每日 3 次。（推荐级别：D 级）

6.2.2.5 夏枯草膏

每次 10mL，每日 3 次。（推荐级别：D 级）

6.2.2.6 鳖甲煎丸

每次 1 丸，每日 3 次。（推荐级别：D 级）

6.2.3 其他中医治法

6.2.3.1 中药外治法

a）援生膏（《立斋外科发挥》）[15]（（推荐级别：D 级）

组成：轻粉三钱，乳香、没药、血竭各一钱，蟾酥三钱，麝香五分，雄黄五钱。

功能主治：治一切恶疮及瘰疬初起，点破虽未全消，亦得以杀其毒。

用法：碾碎，用醋或蜂蜜溶解，涂患处，每日 1 次。

b）阳和解凝膏（《外科证治全书》）[15]（（推荐级别：D 级）

组成：牛蒡子草连根叶三斤，白凤仙花四两活者，川芎四两，川附子、桂枝、大黄、当归、草乌、川乌、地龙（无则用穿山甲）、僵蚕、赤芍、白芷、白蔹、白及各二两，续断、防风、荆芥、五灵脂、木香、香橼、陈皮各一两，制乳香末、制没药末各二两，麝香末一两，苏合油四两。

功能主治：治一切阴疽溃烂、瘰疬、冻疮、湿痰流注等证。

用法：碾碎，用醋或蜂蜜溶解，涂患处，每日 1 次。

c）如意金黄散（《外科正宗》）（推荐级别：D 级）[15]

组成：姜黄、大黄、黄柏、苍术、厚朴、陈皮、甘草、生天南星、白芷、天花粉。

功能主治：清热解毒，消肿溃坚，活血止痛。

用法：用如意金黄散 1 包（12g），加食醋调成糊状，涂于纱布上，敷于患处，每日 1～2 次。

注：中药贴敷是将药物贴敷于身体某部，病在内者贴于要穴或循经取穴，病在局部浅表者贴于局部，药物经皮肤吸收，药物能直达病所，或刺激穴位发挥作用，达到改善症状、调节免疫，控制病灶以及健康保健的目的。

注意事项：如肿块瘰疬未溃，可用外敷；若已破溃，则不宜外敷。

6.2.3.2 非药物疗法

a）寒痰凝滞证（推荐级别：D 级）[15]

穴位：三阴交、丰隆、足三里、阴陵泉。

配穴：颈部恶核，可加外关、天井。

方法：毫针刺，泻法，或加灸，每日 1 次。

b）气郁痰结证（推荐级别：D级）[15]

穴位：太冲、足三里、阳陵泉、曲泉。

配穴：如气郁化火，症见口干口苦、急躁易怒，可加悬钟、三阴交；胸闷呕恶，加内关。

方法：毫针刺，泻法，不灸，每日1次。

c）痰热阻肺证（推荐级别：D级）[15]

穴位：合谷、内关、曲池、尺泽。

配穴：如见高热不退，可加手少阳三焦经井穴关冲，点刺出血；腹胀便秘，加上巨虚、丰隆；

方法：毫针刺，泻法，不灸，每日1次。

d）痰瘀互结证（推荐级别：D级）[15]

穴位：委中、足三里、曲泽、丰隆。

配穴：如辨证血瘀程度严重，可加阳陵泉、阴陵泉、尺泽、委阳刺络放血治疗。

方法：毫针刺，泻法，不灸，每日1次。

e）肝肾阴虚证（推荐级别：D级）[15]

穴位：太溪、三阴交、中都、阴谷。

配穴：潮热、盗汗者，加鱼际、劳宫；如兼肝火旺盛，可加太冲、阴陵泉。

方法：毫针刺，平补平泻法，不灸，每日1次。

f）气血两虚证（推荐级别：D级）[15]

穴位：足三里、三阴交、阴陵泉、血海。

配穴：如见神疲畏寒，可加灸命门、气海俞；如见恶心呕吐，可加内关。

方法．毫针用补法，配合灸治，每日1次。

注：针灸是针法和灸法的合称，针法是将针灸针按一定穴位刺入患者肌内，运用捻转、提插等针刺手法来治疗疾病；灸法是用燃烧着的艾绒按一定穴位熏灼皮肤，利用药物的温通性来治疗疾病。

注意事项：血小板过低或凝血机制障碍患者避免针刺，易出现淋巴瘤细胞局部种植者避免针刺，若所选穴位在肿块处则避免针灸该处穴位。体质虚弱、精神紧张者，避免紧张，尽量让患者取卧位施针，以防晕针。

7 疗效评价标准

7.1 瘤体变化[16]

7.1.1 评价标准

7.1.1.1 完全缓解

要求满足以下几点：

——所有可以检测到的疾病的临床证据、疾病相关的症状完全消失；

——对于治疗前PET扫描阳性的患者或是患者没有在治疗前进行PET扫描，但是肿瘤本身摄取FDG，只要治疗后的PET扫描是阴性的，可以有任何大小的残留肿块；对于肿瘤FDG摄取不定的患者，如果患者在治疗前没有进行PET扫描，或PET扫描阴性，所有的淋巴结和瘤块在CT扫描上都必须回缩到正常大小（对于治疗前最大长径＞1.5cm的病灶，治疗后要≤1.5cm）。对于治疗前浸润淋巴结长径在1.1～1.5cm、短径在1.0cm以上的患者，治疗后短径应该减小到≤1.0cm。

——如果在治疗前体格检查或CT扫描有脾脏和（或）肝脏增大，则治疗后肝脾应该不再触及，并且影像学上显示正常大小，淋巴瘤浸润的结节消失。但是需要注意的是，脾脏浸润的确定有时不是非常可靠，因为即使正常大小的脾脏也可能存在肿瘤的浸润，而脾脏体积的增大也可以见于生理变异、血容量的影响、应用造血生长因子后的反应以及淋巴瘤以外的其他因素。

——如果治疗前骨髓存在淋巴瘤浸润，重复骨髓活检应该显示浸润被清除掉。如果形态学上不能确定，则需要进一步进行组织化学的检查。如果免疫组织化学检查阴性，即使流式细胞学检查有一小群克隆性的淋巴细胞，也应该考虑为完全缓解。

7.1.1.2 部分缓解

部分缓解要求满足以下几点：

——病灶的 SPD（sum of the product of the diameters，选取 6 个主要的病灶来进行计算）减小至少 50%，关于计量病灶的选取，应该考虑易于测量、位于身体的不同区域，如果纵隔和腹膜后存在浸润的话，评估时也应该包括这些区域。

——肝脾以及其他的淋巴结没有增大。

——肝脾浸润的结节 SPD 缩小≥50%，或单一病灶长径缩小≥50%。

——其他器官没有可测量的病变的存在。

——如果治疗前骨髓检查阳性，则部分缓解的评价与骨髓不相关。患者按照上述标准判断为完全缓解者，如果形态学上有持续骨髓浸润的表现，应该考虑为部分缓解；如果患者治疗前存在骨髓的浸润，即使获得临床完全缓解，治疗后如果没有进行评估，也应该考虑为部分缓解。

——没有出现新的病灶。

——如果治疗前 PET 扫描阳性，或是患者在治疗前没有进行 PET 扫描，但是肿瘤摄取 FDG，则治疗后进行 PET 扫描，要求以前肿瘤浸润的部位至少有一处 PET 扫描阳性。

——对于肿瘤 FDG 摄取不定的患者，如果治疗前没有进行 PET 扫描或是 PET 扫描阴性，则应该采取 CT 的标准。

7.1.1.3 稳定

稳定要求疾病符合以下要求：

——患者经过治疗没有取得完全缓解或部分缓解，也不符合疾病进展的条件，则考虑稳定。

——对于 PET 扫描阳性的肿瘤：以前病变浸润的部位 PET 扫描阳性，治疗后经过 PET 或 CT 检查，没有新的肿瘤浸润的部位。

——肿瘤 FDG 摄取不定的情况：患者治疗前没有进行 PET 扫描或 PET 扫描阴性，以前的病变在治疗后 CT 扫描显示大小没有变化。

7.1.1.4 复发/进展

淋巴结的长径如果大于 1.5cm，不论短径如何，均认为是异常的。如果一个淋巴结的长径在 1.1～1.5cm 之间，只有在短径大于 1.0cm 时才考虑是异常的。

——在治疗期间或治疗结束后，出现直径大于 1.5cm 的新发病灶，即使其他病灶缩小，也要考虑进展。对于以前未受累的病灶，如果出现 FDG 摄取的增加，需要经过其他手段确定以后才能考虑复发或进展。对于既往没有肺淋巴瘤病史的患者，CT 所发现的肺的新发结节大多是良性的，所以治疗决策不能单纯依靠 PET 扫描而没有组织学的证据。

——以前浸润的病灶 SPD 增加至少 50%，如果考虑疾病进展的话，短径小于 1.0cm 的淋巴结必须增大≥50%，达到 1.5cm×1.5cm，或长径大于 1.5cm。

——此前确认的短径大于 1cm 的浸润淋巴结，长径至少增加 50%。

——对于摄取 FDG 或此前 PET 扫描阳性的病灶，要求病变 PET 扫描阳性。除非病变太小，目前的 PET 系统不能发现。

7.1.2 评价方法

有效：CR（完全缓解）＋PR（部分缓解）；稳定：SD（疾病稳定）；无效：PD（疾病进展）。

7.2 症状疗效

7.2.1 评价标准

参考中华人民共和国药品监督管理局 2002 年发布的《中药新药临床研究指导原则》拟定中医症状积分标准和 2015 年发布的《中药新药治疗恶性肿瘤临床研究技术指导原则》拟定有效性指标及评

价要求。按症状分为4级：（0）无症状、（1）轻度、（2）中度、（3）重度。治疗前后根据症状出现情况记录。淋巴瘤主要症状的分级情况见表1；《中药新药治疗恶性肿瘤临床研究技术指导原则》分为3类。临床终点指标：总生存期（OS）和/或生活质量（QOL）；公认的替代指标：无进展生存期（PFS），至疾病进展时间（TTP）、无复发生存期（RFS）和无病生存期（DFS）。次要疗效指标：客观缓解率（ORR）、疾病控制率（DCR）等。

7.2.2　评价方法

根据治疗前后症状积分变化，以（治疗前分值－治疗后分值）/治疗前分值×100%来表示症状病情的疗效，分值下降大于等于95%为临床治愈，分值下降70%为显效，分值下降大于等于30%、小于70%为有效，分值下降小于30%为无效。

7.3　生活质量

7.3.1　评价标准

采用QOL生活质量评价标准如下（表2）：

生活质量满分为60分，生活质量极差为小于20分，生活质量差为21～30分，生活质量一般为31～40分，生活质量较好为41～50分，生活质量良好为51～60分。

7.3.2　评价方法

有效：治疗后比治疗前提高≥15分；

稳定：治疗后与治疗前比较无变化者；

无效：治疗后比治疗前减少≥5分。

7.4　体重变化

7.4.1　评价标准

治疗前后均测体重2次（连续2天），取平均值。

7.4.2　评价方法

有效：治疗后较治疗前增加大于1kg；

稳定：治疗后较治疗前增加或下降不超过1kg；

无效：治疗后较治疗前减少大于1kg。

7.5　近期疗效判定

中医肿瘤疗效评价周期一般为6～8周，根据治疗前后检查结果评定疗效。在首次评价CR、PR者至少1表1淋巴瘤症状积分量表4周后复核。

根据中医临床特点，将淋巴瘤中医疗效评价以临床受益度表示，分为明显受益、受益和不受益。明显受益：瘤体评价有效或稳定＋症状评价显效＋生活质量评价有效或稳定＋体重评价有效或稳定。受益：瘤体评价稳定＋症状评价有效＋生活质量评价稳定＋体重评价稳定。不受益：未达到上述指标者。

表1　淋巴瘤症状积分量表

类型	症状	无症状（0分）	轻度（1分）	中度（2分）	重度（3分）	备注
虚瘀症状	乏力	无	肢体稍倦，可坚持轻体力工作	四肢乏力，勉强坚持日常活动	全身无力，终日不愿活动	
	盗汗	无	偶尔头部潮热汗出	胸背潮热潮湿，反复出现	周身潮热，汗出如水洗，经常出现	
	消瘦	无	形体轻度消瘦，体重下降低于10%	形体中度消瘦，体重下降低于20%	形体极度消瘦，体重下降大于30%	
	便溏	无	大便偶有溏便或每日1次溏便	每日2～3次便溏	每日4次以上便溏	

类型	症状	无症状（0分）	轻度（1分）	中度（2分）	重度（3分）	备注
痰湿症状	包块	无	单个包块，小于3cm，无压迫症状	多个包块，限于局部，最大不超过5cm，有压迫症状，不影响工作生活	以下任何一条：1. 单个包块大于5cm；2. 多个包块，且于多个部位发生；3. 压迫症状严重，影响工作生活	详细评价可参 RECIST
	咳嗽咳痰	无	干咳无痰或少痰，痰清不黏；偶尔咳嗽，不影响活动	咳嗽较剧，有痰且黏，偶有黄痰，量少，无咳血，咳时轻度影响活动。	咳嗽剧烈，有黄黏痰，有血丝甚则咯血，影响活动及睡眠	
	饮证	无	有浮肿或胸水或腹水，较少，无主诉不适。	浮肿较重，有胸水或腹水，明显感觉不适，轻度影响生活，尚能活动	浮肿严重，有大量胸水（影响呼吸或不能平卧）或大量腹水（影响呼吸及活动）或脏器积水，极度感觉不适，严重影响生活，活动范围下降50%以上	
风火症状	瘙痒斑疹	无	轻度瘙痒，偶有发作	瘙痒较重，经常发作，偶有疱疹，但不影响工作生活	瘙痒严重，不停发作，经常有疱疹，影响工作生活	
	失眠	无	睡眠易醒，或睡则不实，晨醒过早，但不影响工作生活	每日睡眠少于四个小时，但不影响工作生活	彻夜不眠，难以坚持正常工作生活	
	发热	无	低热，偶有发生	低热，经常发生，或偶尔发热，但不影响神志及脏腑功能	低热、烦躁时刻发生；或经常高热，并影响到工作生活，损害脏器功能	
郁滞症状	疼痛	无	偶尔疼痛，能够忍受，口服普通药物能够控制，不影响工作生活	疼痛较剧烈，须口服毒麻药或长效止痛药物，影响工作，但不影响睡眠等	疼痛特别剧烈，口服毒麻药或长效止痛药物疗效差，严重影响工作，影响睡眠等	可另行按疼痛分级标准评价
	腹胀	无	食后腹胀，半小时后可自行缓解	食后腹胀较重，2～4小时方可缓解	腹胀与包含无关，不使用药物不能缓解	
	黄疸	无	轻度黄疸，色淡黄	中度黄疸，色较黄	严重黄疸，色深黄	

表 2 QOL 生活质量评价标准

评价指标	评价计分标准				
	1 分	2 分	3 分	4 分	5 分
食欲	几乎不能进食	食量＜正常 1/2	食量为正常的 1/2	食量略少	食量正常
精神	很差	较差	有影响，但时好时坏	尚好	正常，与病前相同
睡眠	难入睡	睡眠很差	睡眠差	睡眠略差	大致正常
疲乏	经常疲乏	自觉无力	有时常疲乏	有时轻度疲乏	无疲乏感
疼痛	剧烈疼痛伴被动体位或疼痛时间超过 6 个月	重度疼痛	中度疼痛	轻度疼痛	无痛
家庭理解与配合	完全不理解	差	一般	家庭理解及照顾较好	好
同事理解与配合(包括领导)	全部不理解，无人照顾	差	一般	少数人理解关照	多数人理解关照
自身对疾病的认识	失望，全不配合	不安，勉强配合	不安，配合一般	不安，但能较好配合	乐观，有信心
对治疗的态度	对治疗不抱希望	对治疗半信半疑	希望看到疗效，又怕副作用	希望看到疗效，尚能配合	有信心，积极配合
日常生活	卧床	能活动，多半时间需卧床	能活动，有时卧床	正常生活，不能工作	正常生活工作
治疗的副作用	严重影响日常生活	影响日常生活	经过对症治疗可以不影响日常生活	未对症治疗可以不影响日常生活	不影响日常生活
面部表情	分①～⑤5 个等级				

参 考 文 献

[1] Swerdlow S H, Campo E, Pileri S A, et al. The 2016 revision of the World Health Organization (WHO) classification of lymphoid neoplasms [J]. Blood, 2016, 127 (20): 2375.

[2] 格林尼. AJCC 癌症分期手册 [M]. 沈阳：辽宁科学技术出版社, 2005.

[3] 陈实功. 外科正宗 [M]. 北京：中国医药科技出版社, 2011.

[4] 孙丽慧. 现代肿瘤学 [M]. 吉林科学技术出版社, 2011.

[5] 廖子君, 赵征. 现代淋巴肿瘤学 [M]. 西安：陕西科学技术出版社, 2013.

[6] 傅华, 贾新颜, 程毅敏, 等. 甘欣锦运用扶正化痰散结法治疗老年恶性淋巴瘤经验撷英 [J]. 西部中医药, 2015, 28 (4): 54 - 55.

[7] 宋雨婷, 王玉江, 周正顺, 等. 逍遥散的抑瘤作用研究 [J]. 长春中医药大学学报, 2006, 22 (2): 62 - 63.

[8] 肖芸, 倪华. 浅析陈熠"调神解郁"法在恶性肿瘤治疗中的应用 [J]. 中华中医药杂志, 2010 (9): 1424 - 1426.

[9] 应平平. 小金丹在血液病中的应用 [J]. 中医杂志, 2000, 41 (2): 85.

[10] 曹红春, 李娜, 龚新月, 等. 恶性淋巴瘤中医辨证及治疗思路探讨 [J]. 亚太传统医药, 2016, 12 (2): 53 - 55.

[11] 王艳杰, 康芯荣, 张雨薇, 等. 当归补血汤抗肿瘤作用研究进展 [J]. 中国医学装备, 2017, 14 (8): 165 - 169.

[12] 赵忠仁. 复方斑蝥胶囊联合放疗治疗中晚期恶性肿瘤的临床研究 [J]. 现代肿瘤医学, 2009, 17 (12): 2417 - 2418. (证据分级：Ⅰ级；Jadad 量表评分：3 分)

[13] 胡凌. 艾迪注射液治疗老年恶性淋巴瘤的临床疗效观察 [J]. 中华肿瘤防治杂志, 2006, 13 (8): 639 - 639. (证据分级：Ⅲ级；MINORS 条目评价：7 分)

[14] 王鹏. 康艾注射液联合化疗治疗恶性淋巴瘤的临床观察 [J]. 中国中医药现代远程教育, 2009 (6): 25 - 26. (证据分级：Ⅲ级；MINORS 条目评价：8 分)

[15] 林洪生, 刘杰, 张英. 《恶性肿瘤中医诊疗指南》的内涵及其意义 [J]. 中国肿瘤临床与康复, 2016 (3): 257 - 260.

[16] Cheson B D, Pfistner B, Juweid M E, et al. Revised Response Criteria for Malignant Lymphoma [J]. Journal of Clinical Oncology, 2007, 25 (5): 579 - 586.

[17] 郑筱萸. 中药新药临床研究指导原则 [M]. 北京：中国医药科技出版社, 2002.

[18] 李杰, 林洪生. 《中药新药治疗恶性肿瘤临床研究技术指导原则》修订过程及解析 [J]. 中国新药杂志, 2016 (16): 1833 - 1837.

ICS 11.120
C 05

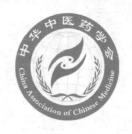

团 体 标 准

T/CACM 1172—2019
代替 ZYYXH/T152—2008

中医肿瘤科临床诊疗指南
宫颈癌

Clinical guidelines for diagnosis and treatment of oncology in TCM

Cervical cancer

2019-01-30 发布   2020-01-01 实施

中华中医药学会 发布

前　言

本指南按照 GB/T 1.1—2009 给出的规则起草。

本指南代替了 ZYYXH/T 152—2008 肿瘤中医临床诊疗指南，与 ZYYXH/T 152—2008 相比，主要技术变化如下：

——修改了 CT、MRI 部分内容（见 3.1.3.2，2008 年版的 4.1.3.2）

——修改了分期诊断部分内容（见 3.1.6，2008 年版的 4.1.5）

——修改了肝郁气滞、冲任失调证部分内容（见 4.1，2008 年版的 5.1）

——修改了肝经湿热、毒蕴下焦证部分内容（见 4.4，2008 年版的 5.2）

——修改了肝肾阴虚、瘀毒内蕴证部分内容（见 4.2，2008 年版的 5.3）

——修改了脾肾阳虚、瘀毒下注证部分内容（见 4.5，2008 年版的 5.4）

——增加了瘀毒互结证部分内容（见 4.3）

——修改了治疗原则部分内容（见 5.1，2008 年版的 6.1）

——修改了分证论治部分内容（见 5.2，2008 年版的 6.2.1）

——增加了中成药内容进入分证论治部分（见 5.2）

——增加了预防部分内容（见 6.1）

——增加了调护部分内容（见 6.2）

本指南由中华中医药学会提出并归口。

本指南主要起草单位：辽宁中医药大学附属医院。

本指南参加起草单位：湖南省中医研究院附属医院、广东省中医院、吉林省肿瘤医院、北京中医药大学东方医院、辽宁省肿瘤医院、大连市中医医院、营口市中医院、抚顺市中医院、本溪市中心医院。

本指南主要起草人：殷东风、高宏、唐广义。

本指南于 2008 年 11 月首次发布，2019 年 1 月第一次修订。

引　言

宫颈癌是妇女生殖道常见的恶性肿瘤之一，在全球女性发病中仅次于乳腺癌，居第二位。近年来年轻妇女宫颈癌发病率有升高趋势，引起业界的广泛重视。西医主要凭借手术及术后放化疗来治疗宫颈癌，但随之而来的是一系列的术后并发症以及放化疗所带来的不良反应。中医学对于宫颈癌的发生发展有着较为独特的认识，中药对促进宫颈癌细胞凋亡、减轻宫颈癌化疗和放疗的副作用有较好的疗效。

本指南引入了近年来中医治疗宫颈癌的最新成果，从理论层面到临床实践层面提高对于疾病的认识和诊治水平，删除和修改原指南中某些经过临床实践验证疗效不高的部分。经过以上两方面完善，将进一步提高诊疗指南对临床实践的指导作用，提高疾病的治疗效果。

中医肿瘤科临床诊疗指南　宫颈癌

1　范围

本指南提出了宫颈癌的诊断、辨证、治疗、预防和调护建议。

本指南适用于成人宫颈癌的诊断和防治。

本指南适合中医科、肿瘤科等相关临床医师使用。

2　术语和定义

下列术语和定义适用于本指南。

2.1

宫颈癌　Cervical cancer

宫颈癌是来自宫颈上皮的恶性肿瘤，是女性常见恶性肿瘤之一。其发病与初次性交过早、性伴侣和孕产次数过多、宫颈糜烂及阴道病毒（特别是人乳头瘤病毒，HPV）感染有关。根据临床表现和古代医籍的描述，宫颈癌归属于"崩漏""五色带下""癥瘕"等范畴。

3　诊断

3.1　诊断要点

3.1.1　临床症状

宫颈癌早期即原位癌时无临床症状，当病变进一步发展时可出现阴道出血、白带增多、组织浸润及压迫症状等。阴道出血是宫颈癌最常见的症状，80%以上的患者有不规则阴道出血。早期量少，多表现为性交后出血。晚期出血量大，外生菜花状肿瘤或侵犯大血管时可大量出血，甚至休克。白带增多：早期白带量增加，呈黏液性或浆液性，也可呈米汤样，混有血液。晚期因肿瘤坏死及感染，白带混浊或呈脓样，有恶臭。组织浸润及压迫症状：宫颈癌向前浸润膀胱可引起尿频、尿痛、脓血尿等，甚则形成膀胱阴道瘘；向后压迫大肠可引起便秘；浸润直肠可引起便血，甚则形成直肠阴道瘘；浸润或转移后压迫盆腔内神经可引起下腹部、腰腹部或坐骨神经痛。晚期可出现腹股沟淋巴结肿大和会阴部肿块等。

3.1.2　内窥镜检查

3.1.2.1　阴道镜检查

阴道镜可观察宫颈血管及组织的变化。宫颈鳞癌在阴道镜下可见镶嵌、点状血管、白色病变、血管异形等。宫颈腺癌时柱状上皮的中心血管高度扩张、宫颈表面腺口异常增多和（或）不规则分布。

3.1.2.2　膀胱镜检查

中、晚期宫颈癌伴有泌尿系统症状时应行膀胱镜检查，可正确估计膀胱黏膜和肌层有无受累。必要时可行膀胱壁活检，以确诊及指导分期。

3.1.2.3　直肠或结肠镜检查

直肠或结肠镜检查适用于有下消化道症状和疑有直肠、结肠侵犯者。

3.1.3　影像学诊断

3.1.3.1　静脉肾盂造影

静脉肾盂造影用于了解输尿管下段有无癌组织压迫或浸润。

3.1.3.2　CT、MRI、PET－CT检查

CT、MRI、PET－CT检查可用于了解宫颈和宫颈癌转移途径相关的部位有无浸润及转移。

3.1.4　病理学诊断

3.1.4.1　鳞状细胞癌

可分为角化型、半角化型和小细胞型，是宫颈癌的主要病理分型，占80%～85%。

3.1.4.2 腺癌

可分为宫颈管黏液腺癌、内膜样腺癌和透明细胞癌等，占 10% ~ 15%

3.1.4.3 其他少见类型

如腺鳞癌、小细胞癌及未分化癌等。

3.1.5 实验室诊断

3.1.5.1 宫颈刮片

是一种无明显损伤且简单易行的检查方法，用于宫颈癌的普查及早期诊断。

3.1.5.2 HPV DNA 检查

HPV 感染是宫颈癌的主要原因，故 HPV 高危型检测是目前筛查宫颈癌的常用手段。

3.1.5.3 宫颈活检及宫颈管刮取术

是明确和早期诊断宫颈癌的主要手段。中、晚期病理能直接取得癌组织。

3.1.5.4 肿瘤标记物

血清总唾液酸（TSA）阳性率为 90.74%，乳酸脱氢酶（LDH）、鳞状细胞癌抗原（SCC）阳性率为 60%，癌胚抗原（CEA）阳性率为 39%，肿瘤相关的胰蛋白酶抑制剂（TATI）阳性率为 10%。

3.1.6 分期诊断

采用 AJCC 肿瘤分期（第 8 版）。

3.2 鉴别诊断

3.2.1 宫颈糜烂

宫颈糜烂外观色泽较红、光滑，伴有间质增生，形成颗粒型或乳突型糜烂时不易与宫颈癌鉴别，需经活检确定诊断。

3.2.2 宫颈息肉

少数宫颈癌可呈息肉状生长，为防止漏诊，从宫颈取下的息肉组织应进行病理检查。

3.2.3 宫颈结核

除不规则阴道出血和大量白带外，宫颈结核可有闭经史及结核体征。阴道检查可见多个溃疡，甚至韭菜花样赘生物，与宫颈癌很相似，需活检进行鉴别。

3.2.4 宫颈乳头状瘤

宫颈乳头状瘤为良性肿瘤，仅见于妊娠期，状如菜花，质硬，可有接触性出血和白带增多，需经活检鉴别。本病无须处理，产后多自行消失。

4 辨证[1-9]

4.1 肝郁气滞证

腹胀，月经失调，情志郁闷，心烦易怒，白带伴有血丝，胸胁胀闷不适。舌苔薄白，脉弦。

4.2 气阴两虚证

乏力，气短，头晕，口干，消瘦，或有阴道出血，手足心热，腰膝酸软，自汗盗汗，大便秘结。舌质红，苔少，脉细。

4.3 瘀毒互结证

腹部肿块，疼痛，阴道出血，大便秘结或不通，阴道有粪便排出，尿黄或尿血，或有便血，消瘦，舌质暗。苔腻或少苔，脉沉。

4.4 湿热内蕴证

下肢浮肿，阴道出血，或有白带量多味臭，或尿频、尿急、尿痛，或腹痛下痢、里急后重，口干，腹胀，便秘，小便黄赤。舌质红，苔黄或腻，脉数或滑数。

4.5 脾肾阳虚证

周身浮肿或下肢浮肿，阴道出血色淡，腹胀，神疲，面色苍白，四肢不温，便溏。舌淡有齿痕，苔薄或腻，脉沉无力。

5　治疗

5.1　治疗原则

早期（0 至Ⅱa 期）以手术治疗为主，中晚期（Ⅱb 至Ⅳ期）以放射治疗为主，对不宜手术的早期患者可采用放射治疗，化疗适用于晚期患者的姑息治疗。

中医药治疗贯穿疾病全过程，手术阶段能促进患者正气恢复，放化疗阶段能减轻副作用、增强抗癌效果，不能手术及放化疗患者中医治疗能改善症状、提高生活质量。中医局部用药是中医治疗本病的一大特色，尤其中药锥切疗法效果更佳。

5.2　分证论治

5.2.1　肝郁气滞证

治法：疏肝理气，调理冲任。

组方：逍遥散（《太平惠民和剂局方》）合二仙汤（《妇产科学》）加减。（推荐级别：D 级）

常用药：柴胡、黄芩、法半夏、党参、甘草、当归、白术、白芍、赤芍、茯苓、仙茅、淫羊藿、胆南星、白茅根。

加减：肝郁化热，可加牡丹皮、栀子、生地黄。

中成药：

平消胶囊[10-11]配合宫颈癌放化疗：减轻消化道反应。8 粒/次，日 3 次口服，至放化疗结束。（推荐级别：C 级）

艾迪注射液[12-15]能：降低宫颈癌放化疗后恶心、呕吐的发生率。每次 50～100mL，加入 0.9% 氯化钠注射液 500mL 中静脉滴注，1 日 1 次，连用 14 天，间隔 2 周，至放化疗结束。（推荐级别：C 级）

5.2.2　气阴两虚证

治法：益气健脾，滋阴清热。

组方：四君子汤（《太平惠民和剂局方》）合知柏地黄汤（《医宗金鉴》）加减。（推荐级别：D 级）

常用药：人参、白术、茯苓、甘草、知母、黄柏、山茱萸、牡丹皮、泽泻、熟地黄、黄芩、杜仲、半枝莲、龟甲、土茯苓。

加减：合并血虚者，可加入白芍、当归、川芎、阿胶。

中成药：

康赛迪胶囊[16]配合宫颈癌放化疗：减轻白细胞减少所致毒性。每次 0.75，日 2 次口服，连用 8 周。（推荐级别：C 级）

艾迪注射液[12,13]：降低宫颈癌放化疗后白细胞、血小板毒性。每次 80～100mL，加入 0.9% 氯化钠注射液 500mL 中静脉滴注，1 日 1 次，连用 14 天，间隔 2 周，至放化疗结束。（推荐级别：C 级）

5.2.3　瘀毒互结证

治法：活血化瘀，解毒散结。

组方：桂枝茯苓丸（《金匮要略》）加减。（推荐级别：D 级）

常用药：桂枝、茯苓、桃仁、牡丹皮、甘草、枳壳、赤芍、柴胡、川芎、鳖甲、莪术、半枝莲、穿山甲、山慈菇。

加减：疼痛明显者，可加胆南星、蒲黄、罂粟壳。

中成药：

岩舒注射液[17]：减轻宫颈癌阴道出血症状。20mL 注射液加入 250mL 生理盐水中，静脉滴注，每日 1 次，连用 10 天。（推荐级别：C 级）

榄香烯注射液[18-20]：能增强放疗对于宫颈癌的抗肿瘤效果、减少放射剂量。300~400mg 注射液溶入 5% 葡萄糖注射液 500mL 中静脉滴注，每日 1 次，10~15 天为 1 个疗程。（推荐级别：C 级）

康莱特注射液[21-23]：增强宫颈癌患者放疗的抗肿瘤作用，提高生存率。静脉滴注，每次 100mL，每日 1 次，21 天为 1 个疗程，间隔 3~5 天可进行下一疗程，至放化疗治疗结束。（推荐级别：C 级）

艾迪注射液[13-15]：能增强放化疗对宫颈癌的抑瘤作用，提高肿瘤疾病缓解率。每次 80~100mL，加入 0.9% 氯化钠注射液 500mL 中静脉滴注，1 日 1 次，连用 14 天，间隔 2 周，至放化疗结束。（推荐级别：C 级）

5.2.4 湿热内蕴证

治法：清热利湿，疏肝解毒。

组方：湿热蕴结下肢用疏凿饮子（《济生方》）加减，膀胱湿热用八正散（《太平惠民和剂局方》）加减，大肠湿热用葛根芩连汤（《伤寒论》）加减。（推荐级别：D 级）

常用药：槟榔、商陆、椒目、茯苓皮、大腹皮、赤小豆、羌活、秦艽、通草、生姜、丝瓜络、路路通、泽泻、猪苓、白术；木通、车前子、萹蓄、大黄、滑石、甘草梢、瞿麦、栀子、灯心草、夏枯草、白茅根；葛根、黄芩、黄连、甘草、槐花、赤石脂、石榴皮、儿茶。

加减：合并出血者，可加入小蓟、茜草炭、蒲黄炭、血余炭、三七、槐花。

中成药：

西黄丸[24,25]：用于宫颈癌放化疗后出现的温热蕴结证，能减轻腹痛、阴道排液症状。每次 3g，日 2 二次口服，15 天为 1 个疗程，连用 4 个疗程。（推荐级别：E 级）

康莱特注射液[21]：降低能减少宫颈癌放疗患者放射性直肠炎和膀胱炎发生率。静脉滴注，每次 100mL，每日 1 次，15 天为 1 个疗程，间隔 3~5 天可进行下一疗程，至少坚持 2 个疗程。（推荐级别：C 级）

5.2.5 脾肾阳虚证

治法：温肾健脾，化湿消肿。

组方：真武汤（《伤寒论》）合实脾饮（《济生方》）加减。（推荐级别：D 级）

常用药：茯苓、猪苓、泽泻、白术、附子、干姜、车前子、山药、党参、甘草、薏苡仁、半枝莲、土茯苓、白花蛇舌草。

加减：局限性水肿者，可加入丝瓜络、路路通。全身水肿严重者，可加入牵牛子、葶苈子、槟榔。

5.3 药物外治

5.3.1 锥切疗法

三品一条枪[26-27]（简称三品）：将药饼或杆敷贴于宫颈病灶处或插入宫颈管内，用凡士林纱布保护阴道穹隆，再用双紫粉棉球压紧固定，48 小时换凡士林纱布。每天换双紫粉 1 次，一般 5~8 天脱落。根据具体情况，上药 5~10 次可达近期治愈。

适应证：宫颈原位癌和宫颈癌 I 期，且全身无重要脏器功能损害患者。

禁忌证：老年妇女宫颈高度萎缩者。

5.3.2 催脱钉疗法[28]：

主要药物为山慈菇、麝香、白砒、雄黄、蛇床子、硼砂、枯矾、冰片。诸药研为细末，加适量江米糊制成 1cm 酊剂，阴干后，插入宫颈口内。（推荐级别：D 级）

5.4 针刺疗法

5.4.1 尿潴留

选阴陵泉、归来、水道、气海、三阴交、关元、太溪等穴。

5.4.2 白细胞减少

放疗所致白细胞减少，可选大椎、足三里、血海、关元。

5.4.3 膀胱功能恢复[29]

电针肾俞、膀胱俞、三焦俞、关元、中极、水道、天枢、足三里、阴陵泉、三阴交、太冲。

5.5 艾灸疗法[30]

中医艾灸技术联合舒适护理可有效增强患者术后舒适感、提高术后生存质量，缩短住院时间，提高患者住院满意率。

治法：手术后 12 小时开始，取大椎、中脘、内关、三阴交、足三里、关元、合谷等穴位进行艾灸，每处施灸 15 ~ 20 分钟，每日 1 次，灸至皮肤起红晕但不起疱为度。

6 预防和调护[31~34]

6.1 预防

宫颈癌预防是防止发生宫颈癌最主要的手段，宫颈癌预防要从两方面来着手：一方面为病因的预防，如提倡晚婚、禁止早婚和性生活紊乱、实行计划生育、加强性道德及性卫生教育、积极防治与宫颈癌发生有关的疾病等。另一方面为临床前预防，即"三早"预防：早发现、早诊断、早治疗。因此在人群中对已婚妇女进行定期普查，发现癌前病变及早期癌及时给予诊断和治疗，会有效预防宫颈癌的发生并降低其死亡率。

人乳头瘤病毒（HPV）是引起生殖道感染最常见的病毒之一，高危型 HPV 持续感染可诱发宫颈癌及癌前病变，预防性接种 HPV 疫苗是宫颈癌一级预防的重要措施，能明显降低宫颈癌的发病率和死亡率。（推荐级别：B 级）

6.2 调护

宫颈癌康复护理调养包括宫颈癌患者的生活调理、精神调养、气功调理、饮食调养、常用食疗方法等。合理的休息、良好的生活环境可以给患者带来愉快的心情，减少忧愁。宫颈癌患者经过正规治疗后一般体质都比较差，要根据自身实际情况劳逸结合，如散步、做些轻松的家务等。养成良好的饮食习惯，如食用富有营养的高蛋白、高维生素饮食，新鲜水果、蔬菜，忌烟酒，忌辛辣刺激、生冷、油腻厚味饮食，保持大便通畅。

宫颈癌中医特色护理包括针刺疗法、拔罐、穴位敷贴、中药熏洗、微波、空气压力波，可有效预防下肢淋巴水肿的发生，提高患者生活质量。宫颈癌术后患者在常规护理的基础上实施中医护理干预，能够更好地预防尿潴留。（推荐级别：C 级）

参 考 文 献

[1] 陈锐深. 现代中医肿瘤学［M］. 北京：人民卫生出版社，2004.

[2] 徐振晔. 中医治疗恶性肿瘤［M］. 北京：人民卫生出版社，2007.

[3] 孙桂芝. 孙桂芝实用中医肿瘤学［M］. 北京：中国中医药出版社，2009.

[4] 周岱翰. 中医肿瘤学［M］. 北京：中国中医药出版社，2011.

[5] 王云启，王希，李玉明. 肠复康方治疗宫颈癌放疗后湿热蕴结下焦型放射性肠炎 32 例临床观察［J］. 中医药导报，2014，20（9）：29-31.（证据级别：Ⅱ级）

[6] 马新英，张鑫，刘海飞，等. 调肝健脾解毒汤防治宫颈癌盆腔放疗所致急性直肠放射反应临床研究［J］. 中医药临床杂志，2011，23（11）：946-947.（证据级别：Ⅱ级）

[7] 乔红丽，侯炜，谢燕达. 朴炳奎教授辨治宫颈癌的临床经验［J］. 第十四届全国中西医结合肿瘤学术大会论文集，2014.（证据级别：Ⅴ级）

[8] 曹鎏，殷东风，潘玉真. 宫颈癌中医证候特点及演变规律系统综述［J］. 实用中医内科杂志，2013，4（27）：1-4.

[9] 简小兰，蒋益兰，曾普华，等. 晚期宫颈癌中医证型分布特点［J］. 江西中医药，2015，8（46）：30-32.

[10] 刘晖杰，孙秋实，许华，等. 平消胶囊联合 DP 方案同步放化疗治疗中晚期宫颈癌 84 例的临床分析［J］. 现代肿瘤医学，2011，19（3）：567-568.（证据级别：Ⅱ级）

[11] 赵俐，吕长兴，海平，等. 放疗合用平消胶囊治疗宫颈癌 48 例近期疗效分析［J］. 现代肿瘤医学，1996，4（3）：140-141.（证据级别：Ⅱ级）

[12] 周业琴，马晓洁，谭榜宪，等. 艾迪注射液联合同期放化疗治疗中晚期宫颈癌的临床观察［J］. 中国医院用药评价与分析，2011，11（4）：363-365.（证据级别：Ⅱ级）

[13] 胡云峰，雷侠. 艾迪注射液联合放疗治疗中晚期宫颈癌疗效观察［J］. 现代中西医结合杂志，2011，20（36）：4671-4672.（证据级别：Ⅱ级）

[14] 余杰，王旸，杨峥. 艾迪注射液联合同步放化疗治疗中晚期宫颈癌的效果［J］. 广东医学，2015，36（20）：3234-3236.（证据级别：Ⅲ级）

[15] 成慧君，朱霞，陆寓非. 放化疗联合艾迪注射液治疗宫颈癌 48 例疗效观察［J］. 山东医药，2006，46（16）：54.（证据级别：Ⅱ级）

[16] 厉丽娇，李胡斌，张惠玲. 康赛迪配合放化疗治疗宫颈癌 26 例疗效观察［J］. 中国妇幼保健，2010，25：1162-1163.（证据级别：Ⅱ级）

[17] 贾钰铭，彭生才，殷圣群. 岩舒注射液治疗宫颈癌阴道流血 17 例临床观察［J］. 四川医学，2006，27（5）：529-530.（证据级别：Ⅱ级）

[18] 闫涛，黄惠玲，杨栓雀. 榄香烯乳和放疗联合治疗晚期宫颈癌疗效观察［J］. 陕西肿瘤医学，1999，7（3）：167，169.（证据级别：Ⅲ级）

[19] 胡芝，李胡斌，黄一统，等. 放化疗联合榄香烯乳治疗宫颈癌 29 例［J］. 肿瘤学杂志，2009，15（4）：367.（证据级别：Ⅱ级）

[20] 李胡斌，胡芝. 榄香烯乳联合三维适形放疗治疗复发性宫颈癌疗效观察［J］. 中华中医药学

刊，2010，28（4）：894-895.（证据级别：Ⅲ级）

［21］ 黄关宏，王忠明，刘桂荣，等.康莱特注射液联合放化疗治疗中晚期宫颈癌的临床研究［J］.
药学进展，2013，37（12）：642-645.（证据级别：Ⅱ级）

［22］ 李丹，温玉芳，刘怡安.康莱特注射液联合放化疗治疗中晚期宫颈癌50例［J］.长春中医药
大学学报，2015，31（1）：151-153.（证据级别：Ⅱ级）

［23］ 马振平.三维适形放疗联合康莱特注射液治疗中晚期宫颈癌的临床观察［J］.中国医药指南，
2012，10（18）：61-62.（证据级别：Ⅱ级）

［24］ 冯五金.西黄丸配合化疗治疗宫颈癌晚期疗效研究［J］.西黄丸临床应用研究论文集，2009.
（证据级别：Ⅴ级）

［25］ 李聚林.西黄丸配合放化疗治疗宫颈癌的疗效研究［J］.西黄丸临床应用研究论文集，2009.
（证据级别：Ⅴ级）

［26］ 周岱翰.中医肿瘤学［M］.北京：中国中医药出版社，2011.

［27］ 袁穗华."三品一条枪"治疗早期宫颈癌、宫颈间变12例［J］.湖北中医杂志，1989（6）：
24-25.（证据级别：Ⅴ级）

［28］ 孟磊，江希萍，蔡玉华."催脱钉"治疗11例宫颈癌临床疗效观察［J］.中医杂志，1981
（11）：33-34.（证据级别：Ⅴ级）

［29］ 胡先锋.电针结合中医康复护理技术对宫颈癌根治术后生活质量及膀胱功能恢复影响研究［J］.
中医药导报，2015，20（21）：108-110.（证据级别：Ⅱ级）

［30］ 李翠娥，胡秀学，黄波，等.舒适护理联合中医艾灸对宫颈癌根治术后患者临床疗效及生存质
量的影响［J］.中医药导报，2016，3（22）：93-95.（证据级别：Ⅱ级）

［31］ Glaxo Smith Kline Vaccine HPV-007 Study Group, Romanowski B, de Borba PC, et al. Sustained
efficacy and immunegenicity of the human papillomavirus（HPV）-16/18 AS04-adjuvanted vaccine：
analysis of a randomised placebo-controlled trial up to 6.4 years［J］. Lancet, 2009, 374（9076）：
1975-1985.（证据级别：Ⅰ级）

［32］ 蔡芳芳，倪维.早期中医特色护理在宫颈癌术后下肢淋巴水肿患者中的应用［J］.护理实践与
研究，2017，13（14）：150-151.（证据级别：Ⅱ级）

［33］ 朱雪晴.中医护理干预对宫颈癌术后尿潴留的预防作用［J］.实用临床护理学杂志，2017，43
（2）：143.（证据级别：Ⅱ级）

［34］ 黄伟.中医护理干预防治宫颈癌术后尿潴留有效性观察［J］.中医药导报，2015，4（21）：
103-104.（证据级别：Ⅱ级）

———————————

ICS 11.120
C 05

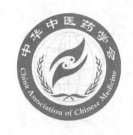

团　体　标　准

T/CACM 1203—2019

中医肿瘤科临床诊疗指南
急性髓系白血病

Clinical guidelines for diagnosis and treatment of oncology in TCM

Acutemyeloid leukemia

2019-01-30 发布

2020-01-01 实施

中华中医药学会 发布

前　言

本指南按照 GB/T 1.1—2009 给出的规则起草。

本指南由中华中医药学会提出并归口。

本指南主要起草单位：浙江省中医院。

本指南参加起草单位：北京中医药大学东直门医院、中国中医科学院西苑医院、黑龙江中医药大学附属第一医院、天津中医药大学第一附属医院、上海中医药大学附属岳阳医院、广东省中医院、山东中医药大学附属医院、贵州中医药大学第二附属医院、廊坊市中医院。

本指南主要起草人：叶宝东、周郁鸿、侯丽、孙伟正、陈信义、刘锋、杨文华、周永明、沈一平、杨淑莲、徐瑞荣、黄礼明、代喜平、许亚梅、季聪华、吴迪炯。

引　言

近年来，国家大力推进中医药标准化工作，国家中医药管理局标准化项目在其中发挥了重要的指导作用。《中医肿瘤科临床诊疗指南·急性髓系白血病》的制订（以下简称本指南）属于中医药标准化项目之一，有助于进一步规范全国范围内急性髓系白血病的中医临床诊治过程，为临床医师提供可以借鉴的处理策略，提高诊治效率。

本指南制订小组主要检索近 20 年来与急性髓系白血病中医药诊疗相关的文献资料，包括中医药在证候规范化、证候演变规律以及防治方案的优化，中医药有效药物的研究等方面取得的证据，形成推荐意见。

目前国际上尚无有关中医治疗急性髓系白血病的临床实践指南，本指南制订小组根据以往有关急性髓系白血病诊治规范和标准，遵循循证医学的理念，在系统分析国外指南制作方法评价方法的基础上，整合和吸纳国际中医药防治急性髓系白血病的研究成果和成功经验，借鉴临床流行病学的研究方法，通过文献检索、文献评价与证据形成、证据评价与推荐建议形成、撰写草案、专家评审、草案修改等步骤，形成具有循证医学证据的中医防治急性髓系白血病的临床实践指南，适用于中医肿瘤科临床医生、科研人员及相关管理人员，可作为临床实践、诊疗规范和质量评定的重要参考依据。

中医肿瘤科临床诊疗指南 急性髓系白血病

1 范围

本指南提出急性髓系白血病的诊断、辨证、治疗及相关处理方法。

本指南主要针对成人急性髓系白血病的诊断和中医辨证论治的辅助治疗。

本指南适合中医或中西医结合血液病科等相关临床医师参考。

2 术语和定义

下列术语和定义适用于本指南。

2.1

急性髓系白血病 acute myeloid leukemia，AML

急性髓细胞白血病是成人急性白血病中最常见的类型，包括所有非淋巴细胞来源的急性白血病，由髓系细胞分化发育过程中不同阶段的造血祖细胞恶性变所致，是具有高度异质性的疾病群。随着人口的老龄化，老年人骨髓增生异常综合征发病率升高，部分患者转换为 AML，使 AML 的发生率正在不断上升[1]。急性髓系白血病类似中医的"虚劳""血证""急劳""热劳""癥积""内科癌病"等病名，经专家共识，目前已统一命名为"白血病"。

3 检查与诊断

3.1 病史采集与体格检查

a）患者一般情况。

b）采集四诊资料。

3.2 实验室检查

a）血常规、外周血涂片（形态学）、血生化、血型、出凝血、尿常规、大便常规等检查。

b）骨髓细胞形态学（包括细胞形态学、细胞化学、组织病理学）。

c）免疫表型检测。

d）分子学检测：C－KIT、FLT3－ITD、NPM1、CEBPA 基因突变。

e）细胞遗传学检查。

f）诊断、分型相关的分子标志检查（如 PML/RARα、AML/ETO、CBFβ/MYH1、MLL 重排等）；

g）其他：心电图、胸部 X 片/胸部 CT、B 超等检查。

3.3 AML 分型

3.3.1 FAB 分型

急性白血病（acute leukemia，AL）分为急性非淋巴细胞白血病（acute non-lymphoblastic leukemi-a，ANLL）和急性淋巴细胞白血病（acute lymphoblastic leukemia，ALL）。

急性非淋巴细胞白血病（急性髓系白血病）又分为以下 8 种类型：M0（急性粒细胞白血病微分化型）、M1（急性粒细胞白血病未分化型）、M2（急性粒细胞白血病部分分化型）、M3（急性早幼粒细胞白血病）、M4（急性粒－单核细胞白血病）、M5（急性单核细胞白血病）、M6（急性红白血病）、M7（急性巨核细胞白血病）。

3.3.2 WHO 分型（表1）

3.4 诊断要点

急性髓系白血病的诊断标准参照世界卫生组织（WHO）2016 年造血和淋巴组织肿瘤分类标准，诊断 AML 的外周血或骨髓原始细胞下限为 20%。当患者被证实有克隆性重现性细胞遗传学异常 t（8；21）（q22；q22.1）；inv（16）（p13.1；q22）或 t（16；16）（p13.1；q22）；以及 t（15；17） （q22；q12）时，即使原始细胞＜20%，也应诊断为 AML。

表1 2016 年 WHO 修正急性髓系白血病分型

分类	定义
AML 伴重现性遗传学异常	AML 伴 t（8；21）（q22；q22.1）；RUNX1 – RUNX1T1 AML 伴 inv（16）（p13.1q22）或 t（16；16）（p13.1；q22）；CBFβ – MYH11 APL 伴 PML – RARα AML 伴 t（9；11）（p21.3；q23.3）；MLLT3 – KMT2A AML 伴 t（6；9）（p23；q34.1）；DEK – NUP214 AML 伴 inv（3）（q21.3q26.2）或 t（3；3）（q21.3；q26.2）；GATA2，MECOM AML（原始巨核细胞性）伴 t（1；22）（p13.3；q13.3）；RBM15 – MKL1 临时分类：AML 伴 BCR – ABL1 AML 伴 NPM1 突变 AML 伴 CEBPA 双等位基因突变 临时分类：AML 伴 RUNX1
AML 伴骨髓增生异常相关改变	
治疗相关的髓系肿瘤	
非特殊类型 AML（AML，NOS）	AML 微分化型 AML 未分化型 AML 部分分化型 急性粒单核细胞白血病 急性单核细胞白血病 纯红白血病 急性巨核细胞白血病 急性嗜碱性粒细胞白血病急性全髓白血病伴骨髓纤维化
髓系肉瘤	
唐氏综合征（DS）相关的髓系增殖	短暂性异常骨髓增殖（TAM） 唐氏综合征相关的髓系白血病

AML 的诊断还应满足：2 个髓系免疫表型阳性，且淋系标记小于 2 个或髓过氧化物酶（MPO，+）或非特异性酯酶（+）或丁酸盐（+）。

3.5 预后和分层因素

目前，国内主要是根据初诊时白血病细胞遗传学和分子遗传学的改变进行 AML 的预后危险度判定。

3.5.1 AML 不良预后因素

年龄≥60 岁；此前有 MDS 或 MPN 病史；治疗相关性/继发性 AML；高白细胞计数（WBC≥100×10^9/L）；合并 CNSL；伴有预后差的染色体核型或分子遗传学标志；诱导化疗 2 个疗程未达完全缓解（CR）。

3.5.2 细胞遗传学/分子遗传学指标危险度分级

目前国内主要是根据初诊时白血病细胞遗传学和分子遗传学的改变进行 AML 预后危险度判定（表2）[2-5]。

表2 急性髓系白血病患者预后危险度分级

预后等级	细胞遗传学	分子遗传学异常
预后良好	inv（16）（p13q22）或（t16；16）（p13；q22） （t8；21）（q22；q22）	NPM1 突变但不伴有 FLT3 – ITD 突变 CEBPA 双突变

预后等级	细胞遗传学	分子遗传学异常
预后中等	正常核型	inv（16）（p13q22）或（t16；16）（p13；q22）伴有 C – Kit 突变
	t（9；11）（p22；q23）	t（8；21）（q22；q22）伴有 C – Kit 突变
	其他异常	
预后不良	单体核型	TP53 突变
	复杂核型（≥3 种），不伴有 t（8；21）（q22；q22）、inv（16）（p13q22）或 t（16；16）（p13；q22）或 t（15；17）（q22；q12）	RUNX1（AML1）突变
	–5	ASXL1 突变
	–7	FLT3 – ITD 突变
	5q –	
	–17 或 abn（17p）	
	11q23 异常，除外 t（9；11）	
	inv（3）（q21q26. 2）或 t（3；3）（q21；q26. 2）	
	t（6；9）（p23；q34）	
	t（9；22）（q34. 1；q11. 2）	

4　中医证治

4.1　辨证[6-9]

4.1.1　热毒炽盛证

证候表现：常见发热，皮肤及黏膜出血，心悸气短，骨痛，口渴，汗出，溺血，便血，便秘。舌边尖红，苔黄少津，脉滑数或弦数等。

4.1.2　痰瘀互结证

证候表现：瘰疬痰核，胁下包块，按之坚硬，胸胁时有胀痛，或伴有面色不华，皮肤瘀斑，口干不欲饮。舌质暗，苔腻，脉弦细或涩等。

4.1.3　气阴两虚证

证候表现：疲乏无力，头晕，自汗，盗汗，低热或五心烦热，消瘦，面色苍白，或有闭经。舌质嫩红少苔，脉细数无力等。

4.1.4　气血两虚证

证候表现：少气懒言，神疲乏力，自汗，面色苍白或萎黄，唇甲色淡，或见心悸，头晕目眩。舌质淡苔白，脉细无力等。

注：急性髓系白血病起病多实证，化疗前期多见热毒炽盛证、痰瘀互结证；化疗骨髓抑制期正虚邪伏，气血受损较重，多见气血两虚证；缓解期因化疗耗气伤阴津，多见气阴两虚证。

4.2　治疗原则[10-12]

本病因正气亏虚，邪毒入里，入血伤髓所致，总属本虚标实。本虚以气阴（血）亏虚为主，标实以热毒、瘀血、痰湿为主，治疗以扶正祛邪为基本原则。本病初期邪实为主，多受热毒与痰瘀影响，应以攻邪为主，病情发展至气血双亏时应及时补益气血以扶正；化疗期胃气大损，治当健脾和胃，增效减毒；化疗间歇期，邪去大半而正气未复，治宜扶正为主，此时易感外邪或邪毒残留，故应同时注重解毒祛邪。缓解期为正虚邪恋，益气养阴扶正为主，兼顾解毒祛邪。治疗期间宜中西医结合，优势互补，中医辨证施治与西医治法相结合，辅助化疗按计划进行。

4.3 分型论治

4.3.1 热毒炽盛证

治法：清热解毒，凉血止血

主方：犀角地黄汤（《备急千金要方》）加减（推荐等级：D 级）[13-14]

常用药：羚羊角粉（代犀角）、生地黄、白芍、牡丹皮、半枝莲、白花蛇舌草、黄柏、生地黄、黄芩、甘草、石膏、知母等。

加减：热盛津伤，大便秘结，加麻子仁、杏仁润肠通便，加大黄、瓜蒌通腑泻热；有出血者加用紫草、三七；恶心呕吐，加陈皮、半夏、竹茹等。

注：专家经验：犀角地黄汤偏重凉血止血，气血两燔之时，选用清瘟败毒饮为妥。

4.3.2 痰瘀互结证

治法：化痰散结，解毒祛瘀。

主方：膈下逐瘀汤（《医林改错》）加减。（推荐等级：E 级）[12]

常用药：当归、川芎、赤芍、牡丹皮、桃仁、甘草、鳖甲、浙贝母、玄参、牡蛎、半夏、丹参、半枝莲、龙葵等。

加减：久病入络，加搜剔入络之品，如水蛭、虻虫、土鳖虫；化瘀散结同时注意理气，佐以郁金、香附、枳壳、柴胡等；脾虚不运，痰湿阻滞，加木香、砂仁、苍术、厚朴等。

4.3.3 气阴两虚证

治法：益气养阴。

主方 1：三才封髓丹（《卫生宝鉴》）合六味地黄丸（《小儿药证直诀》）加减。（推荐等级：D 级）[14-15]

常用药：黄柏、黄芪、太子参、黄精、白术、茯苓、熟地黄、麦冬、天冬、生龟甲、旱莲草、女贞子、白花蛇舌草、半枝莲等。

主方 2：生脉散（《医学启源》）加减。（推荐等级：C）[16]

常用药：人参、麦冬、五味子、炙甘草、黄芪、白花蛇舌草、半枝莲等。

加减：阴虚火旺，加知柏地黄丸；头晕眼花，腰膝酸软，加生地黄、黄精、补骨脂、何首乌等。视物模糊，加枸杞子、桑椹子；持续低热，清骨散加减；汗出多，可加煅牡蛎、煅龙骨、浮小麦等。

注：近年报道何首乌、补骨脂致肝功能损害病例增多，临床上应用该中药应在《中国药典》范围内（具体用量参照最新版《中国药典》用量），服药前后检测肝功能，服药期间每周复查 1 次肝功能，肝功能损害大于 WHO 药物常见毒副反应分级标准 I 级以上者需及时处理。

4.3.4 气血两虚证

治法：益气补血。

主方：人参养荣汤（《太平惠民和剂局方》）或八珍汤（《医彻》）加减。（推荐等级：E 级）[17]

常用药：白芍、当归、黄芪、太子参、黄精、白术、茯苓、炙甘草、熟地黄等。

加减：乏力甚，加人参；出血，加三七粉、艾叶炭；扶正兼祛邪，加半枝莲、猫爪草、仙鹤草、白花蛇舌草；心悸失眠，加酸枣仁、远志、茯神；食欲减退，加砂仁、木香、鸡内金、焦三仙、陈皮、香附等。

4.4 中成药

三氧化二砷（简称亚砷酸）：适用于急性早幼粒细胞白血病（M3），推荐剂量 16mg/kg/d。诱导缓解治疗期可以连续应用直至疾病完全缓解；巩固治疗期用 4 周，间歇 4 周为 1 个疗程，共 4 个疗程；维持治疗期用 2 周，间歇 2 周为 1 个疗程，共 4~8 个疗程。建议与维甲酸等其他化疗药联合使

用。（推荐等级：A 级）[18-21]

复方黄黛片：适用于急性早幼粒细胞白血病（M3），推荐剂量 60mg/kg/d，口服。诱导缓解治疗期可以连续应用直至疾病完全缓解；巩固治疗期，用 4 周，间歇 4 周为 1 个疗程，共 4 个疗程；维持治疗期，用 2 周，间歇 2 周为 1 个疗程，共 4~8 个疗程。建议与维甲酸等其他化疗药联合使用。（推荐等级：A 级）[18-21]

复方浙贝颗粒：每次 1 袋，1 日 2 次。适用于难治性急性白血病。（推荐等级：A 级）[22-25]

参麦注射液：适用于化疗期间骨髓造血功能保护。（推荐等级：D 级）[26]

参附注射液：适用于用于改善和提高化疗急性白血病患者的免疫力，增强疗效。（推荐等级：C 级）[27]

参芪扶正注射液：适用于改善、调节接受化疗的急性白血病患者的免疫功能，促进化疗后骨髓造血细胞增生，增强疗效。（推荐等级：C 级）[28]

清毒饮/清毒片和养正片分期、序贯联合应用：化疗前或化疗期间属热毒炽盛证者口服清毒饮或清毒片；化疗后或低增生白血病等属气血两虚证者口服养正片。（推荐等级：D 级）[29]

4.5 相关并发症处理

4.5.1 骨髓抑制

常见粒细胞缺乏、血小板减少，予参芪扶正注射液有效缩短骨髓抑制期。（推荐等级：C 级）[30] 方药可参见气血两虚型、气阴两虚型。

4.5.2 胃肠道反应

纳少、腹痛、便溏者多为脾虚肝旺，方用痛泻要方加减。

常见恶心、呕吐、食欲减退、腹泻等，多为脾失运化，痰湿内停，选方参考黄连温胆汤（《六因条辨》卷上）、半夏泻心汤（《伤寒杂病论》）、香砂六君子汤（《古今名医方论》卷一）、参苓白术散（《太平惠民和剂局方》）。

食欲减退、恶心症状明显者可选用夏姜脐疗法。（推荐等级：C 级）[31]

4.5.3 肝功能损害

头晕、口苦咽干、胁肋胀满疼痛、腹胀、纳差、便干、舌红、苔薄黄、脉细弦数等，多属肝阴不足、肝阳上亢，方用一贯煎加减；伴黄疸者多为湿热内蕴所致，方用龙胆泻肝汤与茵陈蒿汤加减。（推荐等级：E 级）[32-33]

4.5.4 口腔溃疡

4.5.4.1 预防

保持患者口腔卫生，每次餐后睡前用玄麦甘桔汤加野菊花、黄连浓煎频洗漱口。（推荐等级：E 级）[34]

4.5.4.2 治疗

口腔溃疡予甘草泻心汤加减具有一定疗效。（推荐等级：C）[35-36]

口腔溃疡阴虚火旺药用生地黄、麦冬、石斛、玉竹、玄参、知母、黄柏；阳明胃火药用生石膏、知母、黄连、黄芩、栀子、大黄、竹叶、升麻水煎服，另用生地黄、玄参、黄芩、贯众、大黄浓煎 200mL 漱口，1 日 3 次。或中药煎剂液含漱（板蓝根、蒲公英、地骨皮、玄参、生地黄，水煎，取液 200mL），重症口腔溃疡可局部涂用口腔溃疡散或养阴生肌散，并加强抗感染措施。（推荐等级：E 级）[37]

4.5.4.3 合并症处理

口腔出血伴溃疡，加五倍子、白茅根、仙鹤草、藕节；有出血现象，局部涂云南白药；口腔出现霉菌感染，用生理盐水清洁口腔，再用五倍子、金银花、大青叶、板蓝根，水煎含漱，然后口含制霉菌素片。（推荐等级：E 级）[38]

5 护理

5.1 情志调护

及时了解患者的心理状态，多与患者沟通及交流，给予正确的疏导，帮助其树立战胜疾病的信心，从而建立有利于治疗的最佳心态，取得患者的配合，获得良好疗效。(推荐等级：D 级)[34,38]

5.2 饮食调护

给予高热量、高蛋白、易消化、清淡饮食，食物温度应适宜，避免食粗糙、过硬、刺激性强的食物，根据中医辨证，可进药膳调补，如：热毒炽盛、血热妄行，可予鲜生地、鲜白茅根汁饮；阴血不足，可予阿胶鸡蛋粥；口腔出血、溃疡，可予白及粥。(推荐等级：D 级)[35-36]

5.3 预防性调护

为防止口腔黏膜溃疡、糜烂出血，应注意保持口腔清洁；为预防感染，应保持皮肤清洁，注意避免交叉感染；易发热、出汗的患者应勤换衣服、被褥，每日检测体温；做好室内消毒，保持室内空气新鲜。(推荐等级：D 级)[38-39]

参 考 文 献

[1] O'Donnell, M R, Abboud, C N, Altman, J, et al. Acute myeloid leukemia [J]. J Natl ComprCan-cNetw, 2012, 10 (8): 984 – 1021.

[2] 中华医学会血液学分会. 成人急性髓系白血病（非急性早幼粒细胞白血病）中国诊疗指南（2017 年版）[S]. 中华血液学杂志, 2017, 38 (3): 177 – 182.

[3] Arber DA, Orazi A, Hasserjian R, et al. The 2016 revision to the World Health Organization classification of myeloid neoplasms and acute leukemia [J]. Blood, 2016, 127 (20): 2391 – 2405.

[4] Döhner H, Estey EH, Amadori S, et al. Diagnosis and management of acute myeloid leukemia in a-dults: recommendations from an international expert panel, on behalf of the European LeukemiaNet [J]. Blood, 2010, 115 (3): 453 – 474.

[5] Döhner H, Estey E, Grimwade D, et al. Diagnosis and management of AML in adults: 2017 ELN recommendations from an international expert panel [J]. Blood, 2016, 129 (4): 424 – 447.

[6] 中华中医药学会内科学会血液病专业委员会. 白血病中医证型诊断标准（试行）[S]. 上海中医药杂志, 2002, 12. （证据分级：Ⅲ级）

[7] 朱文锋. 中医诊断学 [M]. 北京: 中国中医药出版社, 2002.

[8] 赵燕玲, 张志芳. 国家标准中医临床诊疗术语 [M]. 长沙: 湖南科学技术出版社, 1999.

[9] 马武开, 黄礼明, 姚宇红, 等. 辨证治疗急性白血病探析 [J]. 实用中医内科杂志, 2010, 24 (8): 77 – 79. （证据分级：Ⅴ级）

[10] 张文曦, 李晓惠, 甘欣锦, 等. 一氧化氮与急性白血病中医辨证分型关系的研究 [J]. 现代中西医结合杂志, 2002, (24): 2425 – 2427. （证据分级：Ⅲ级；MINORS 条目评价：13 分）

[11] 吴迪炯, 叶宝东, 沈一平, 等. 抗白延年汤联合小剂量化疗治疗老年初发急性髓系白血病疗效观察 [J]. 中华中医药杂志, 2014, 29 (9): 3012 – 3015. （证据分级：Ⅲ级；MINORS 条目评价：16 分）

[12] 中国中西医结合学会血液学专业委员会. 急性白血病诊疗常规 [A]: 第八届全国中西医结合血液病学术会议论文集 [C], 2007. （证据分级：Ⅳ级）

[13] 姚芳. 犀角地黄汤加减治疗急性白血病发热疗效分析 [J]. 黑龙江中医药, 2013, 42 (3): 52 – 53. （证据级别：Ⅲ级；MINORS 条目评价：14 分）

[14] 武效芬, 邢海霞. 中医辨证治疗急性白血病发热 25 例临床分析 [J]. 中国现代药物应用, 2009, 3 (19): 93 – 94. （证据级别：Ⅲ级；MINORS 条目评价：14 分）

[15] 万健. 中医辨证治疗急性白血病发热临床观察 [J]. 辽宁中医杂志, 2007, 34 (12): 1757 – 1758. （证据级别：Ⅲ级；MINORS 条目评价：14 分）

[16] 陈宥任. 自拟益气养阴方辅助治疗气阴两虚型白血病化疗后发热的临床研究 [D]. 广州: 广州中医药大学, 2010. （证据级别：Ⅱ级；Jadad 量表评价：4 分）

[17] 马逢顺, 章蕙霞, 翁玉龙. 150 例急性白血病的中医辨证分型与预后关系 [J]. 中西医结合杂志, 1984, (8): 480 – 481. （证据级别：Ⅳ级；18-criteria checklist by the Delphi panel: 9 分）

[18] Lo-Coco F' Avvisati G, Vignetti M, et a1. Retinoic acid and arsenic trioxide for acute promyelocytic

leukemia [J]. N Engl J Med, 2013, 369 (2): 111 – 121. (证据级别: Ⅰ级; Jadad 量表评分: 5 分)

[19] Zhu H H, Huang X J. Oral arsenic and retinoic acid for non-high-risk acute promyelocytic leukemia [J]. N Engl J Med, 2014, 371 (23): 2239 – 2241. (证据级别: Ⅰ级; Jadad 量表评分: 4 分)

[20] Burner A K, Russell N H, Hills R K, et al. Arsenic trioxide and all-trans retinoic acid treatment for acute promyelocytic leukaemia in all risk groups (AMLl7): results of a randomised, controlled, phase 3 trial [J] Lancet Oncol, 2015, 16 (13): 1295 – 1305. (证据级别: Ⅰ级; Jadad 量表评分: 6 分)

[21] Zhu H H, wu D P, Du X, et al. Oral arsenic plus retinoic acid versus intravenous arsenic plus retinoic acid fur non-high risk acute promyelocytic leukemia a multi-center RCT [J]. Blood, 2017, 130 (1): 641. (证据级别: Ⅰ级; Jadad 量表评分: 6 分)

[22] 丁晓庆. 复方浙贝颗粒降低化疗毒性反应的临床观察 [D]. 北京: 北京中医药大学, 2011. (证据级别: Ⅰ级; Jadad 量表评分: 5 分)

[23] 马薇, 何沂, 李冬云, 等. 复方浙贝颗粒配方辅助化疗提高难治性急性白血病证候疗效观察 [J]. 世界中西医结合杂志, 2010, 5 (3): 217 – 218. (证据级别: Ⅱ级; Jadad 量表评分: 2 分)

[24] Li D Y, Huang S, Chen X Y. Clinical observation of Compound Zhebei Granule in improving the survival time of refractory acute leukemia patients] [J]. Chinese journal of integrated traditional and Western medicine, 2012, 32 (7): 889 – 891. (证据级别: Ⅰ级; Jadad 量表评分: 4 分)

[25] Hou Li, Yang Shulian, Yang Wenhua, et al. Compound Zhebei granules combined with chemotherapy for the treatment of refractory acute leukemia: a randomized clinical trial [J]. J Tradit Chin Med, 2016, 36 (5): 606 – 612. (证据级别: Ⅰ级; Jadad 量表评分: 4 分)

[26] Wang J Y, Zhong X M. Study on protective effect of Shenmai injection on hematopoiesis of bone marrow in acute leukemia patients with chemotherapy [J]. Chinese journal of integrated traditional and Western medicine, 2005, 25 (3): 266 – 267. (证据级别: Ⅲ级; MINORS 条目评价: 12 分)

[27] Wei Y F, Du H L, Wang S Y. Study on efficacy of treatment of acute leukemia by shengfu injection in combination with chemotherapy and the effect on cellular immunity, serum interleukin-6 and tumor necrosis factor-alpha levels [J]. Chinese journal of integrated traditional and Western medicine, 2003, 23 (4): 258 – 260. (证据级别: Ⅱ级; MINORS 条目评价: 14 分)

[28] Wei Y F, Wang S Y, Ren L L. Efficacy of shenqifuzheng injection combined with chemotherapy in treatment of acute leukemia and its effect on T-lymphocyte subsets, serum IFN-gamma, IL – 10 and IL – 2 [J]. Chinese journal of integrated traditional and Western medicine, 2005, 25 (4): 303 – 306. (证据级别: Ⅱ级; MINORS 条目评价: 15 分)

[29] 杨洪勇. 清毒饮 (片) 和养正片联合化疗治疗急性白血病疗效及其分子 [D]. 广州: 广州中医药大学, 2006. (证据级别: Ⅲ级; MINORS 条目评价: 14 分)

[30] 李达、代喜平、吴顺杰, 等. 中医序贯疗法辅助化疗治疗难治性急性髓系白血病疗效观察 [J]. 深圳中西医结合杂志, 2007, 17 (2): 118 – 119. (证据级别: Ⅲ级; MINORS 条目评价: 14 分)

[31] 陈燕华，欧艳凌，李达，等．姜夏脐疗预防急性白血病化疗性胃肠道反应的临床研究［A］．全国中西医结合血液学学术会议论文集［C］，2010：408－412．（证据级别：Ⅱ级；Jadad 量表评分：2分）

[32] 陈信义，韦云，李冬云，等．白血病化疗常见毒副作用的中医治疗［J］．北京中医，1990（1）：35－36．（证据级别：Ⅴ级）

[33] 姚宇红，严鲁萍，李秀军．急性白血病化疗毒副作用的辨证施治［J］．实用中医内科杂志，2010，24（1）：84－85．（证据级别：Ⅴ级）

[34] 张泱悦，蓝海，赵馥，等．难治性急性白血病化疗过程中的辨证施护［J］．国际医药卫生导报，2006，12（17）：157－159．（证据分级：Ⅲ级；MINORS 条目评价：12分）

[35] 吴晓红，陈晓松，焦扬等．周平安应用甘草泻心汤加减治疗口腔溃疡经验［J］．北京中医药，2010，29（4）：267－268．（证据分级：Ⅴ级）

[36] 钱伟华，刘莲芳，潘迎英等．甘草泻心汤加味含服治疗化疗后口腔溃疡64例临床研究［J］．江苏中医药，2016，48（9）：39－40．（证据分级：Ⅱ级；Jadad 量表评分：2分）

[37] 卓秋玉，张春丽，李艳艳，等．急性白血病并发口腔感染36例的中医护理［J］．2009，27（7）：124．（证据分级：Ⅴ级）

[38] 张雅丽．白血病化疗的中医护理体会［J］．实用中医药杂志，1998，14（11）：40－41．（证据分级：Ⅴ级）

[39] 张桂珍．中西医结合护理急性白血病患者的体会［J］．内蒙古医学杂志，1986（2）：108．（证据分级：Ⅴ级）

_____

ICS 11.120
C 05

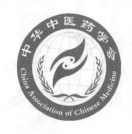

团 体 标 准

T/CACM 1261—2019
代替 ZYYXH/T153—2008

中医肿瘤科临床诊疗指南
膀胱癌

Clinical guidelines for diagnosis and treatment of oncology in TCM
Bladder carcinoma

2019-01-30 发布
2020-01-01 实施

中华中医药学会 发布

前　言

本指南按照 GB/T 1.1—2009 给出的规则起草。

本指南代替了 ZYYXH/T153—2008 膀胱癌，与 ZYYXH/T153—2008 相比，除编辑性修改外，主要技术变化如下：

——增加了适用范围（见 1，2008 版的 1）；

——删除了规范性引用文件（2008 版的 2）；

——修改了膀胱癌的术语和定义（见 2，2008 版的 3）；

——增加了诊断病史（见 3.1）；

——修改了临床表现中的血尿（见 3.2.1，2008 版的 4.1.1.1）；

——修改了临床表现中的膀胱刺激征（见 3.2.2，2008 版的 4.1.1.2）；

——修改了临床表现中的浸润和转移症状（见 3.2.4，2008 版的 4.1.1.4）；

——修改了膀胱镜检查（见 3.3.1，2008 版的 4.1.2）；

——修改了超声检查（见 3.3.2.1，2008 版的 4.1.3.3）；

——修改了 CT 检查（见 3.3.2.2，2008 版的 4.1.3.2）；

——修改了 MRI 检查（见 3.3.2.3，2008 版的 4.1.3.2）；

——增加了静脉肾盂造影（见 3.2.2.4）；

——增加了膀胱动脉造影（见 3.2.2.5）；

——删除了 X 线检查（2008 版的 4.1.3.1）

——删除了纤维蛋白降解产物、流式细胞术、定量荧光图像分析（2008 版的 4.1.5.3、4.1.5.4、4.1.5.5）；

——修改了病理学诊断（见 3.3.3，2008 版的 4.1.4）；

——修改了分期（见 3.4，2008 版的 4.1.6）；

——修改了膀胱湿热证症状（见 4.1，2008 版的 5.1）；

——修改了瘀毒蕴结证症状（见 4.2，2008 版的 5.3）；

——修改了脾肾两虚证症状（见 4.3，2008 版的 5.4）；

——修改了阴虚火旺证症状（见 4.4，2008 版的 5.6）；

——删除了瘀血内阻证、肝肾阴虚证（2008 版的 5.2、5.5）；

——增加了复合证型（见 4.5）；

——修改了治疗原则（见 5.1，2008 版的 6.1）；

——修改了膀胱湿热证的治法、常用药，增加了加减用药，并依据循证医学方法，对各方剂增加了推荐级别（见 5.2.1，2008 版的 6.2.1.1）

——修改了瘀毒蕴结证的治法、主方、常用药，增加了加减用药，并依据循证医学方法，对各方剂增加了推荐级别（见 5.2.2，2008 版的 6.2.1.3）

——修改了脾肾两虚证的治法、常用药，增加了加减用药，并依据循证医学方法，对各方剂增加了推荐级别（见 5.2.3，2008 版的 6.2.1.4）

——修改了阴虚火旺证的治法、主方、常用药，增加了加减用药，并依据循证医学方法，对各方

剂增加了推荐级别（见5.2.4，2008版6.2.1.6）

——删除了瘀血内阻证、肝肾阴虚证的治法、主方、常用药（2008版的6.2.1.2、6.2.1.5）；

——增加了复合证型的治法（见5.2.5）；

——删除了复方喜树碱片（2008版的6.2.2.4）；

——增加了西黄丸、发酵虫草菌粉，并依据循证医学方法，对各中成药增加了推荐级别（见5.3.1.4、5.3.1.5）；

——增加了中药注射剂，并依据循证医学方法，对各中药注射剂增加了推荐级别（见5.3.2）；

——增加了膀胱灌注治疗（见5.4）；

——增加了中医特色治疗方法（见5.5）；

——增加了预防和调护（见6）。

本指南由中华中医药学会提出并归口。

本指南主要起草单位：湖南省中医药研究院附属医院。

本指南参加起草单位：上海中医药大学附属龙华医院、广州中医药大学第一附属医院、广东省中医院、广西中医药大学附属瑞康医院、云南省中医院、陕西中医药大学附属医院、湖南省肿瘤医院、邵阳市中医医院、湖南中医药大学第一附属医院。

本指南主要起草人：蒋益兰、曾普华、罗燕、王华中。

本指南于2008年1月首次发布，2019年1月第一次修订。

引　言

　　临床诊疗指南是指导一线医疗工作者进行疾病预防、诊断、治疗、康复、保健等工作的重要依据，同样也是倡导高效率、高品质、低费用医疗服务的内在要求。膀胱癌是在泌尿系统中居第一位的恶性肿瘤，在我国发病率和死亡率呈上升趋势。膀胱癌中医临床诊疗指南的制订有利于规范医生的医疗行为，提高诊疗质量，但2008年发布的膀胱癌指南缺乏有效的推广实施机制和手段，实施情况不理想，制修订程序有待规范。基于此，国家中医药管理局和中华中医药学会组织领导了膀胱癌指南的修订工作，丰富了指南的文献研究内容，便于《肿瘤中医临床诊疗指南·膀胱癌》（以下简称本指南）的推广实施。

　　本指南修订遵循"科学性、实用性、规范性"原则，按照"能够为中医行业内实际应用，能被行业外广泛接受和认可，并与国际诊疗指南接轨"的要求，采用循证性中医临床实践指南编制技术方法编写而成，同时在形式上尽量与国际接轨。文献研究基于循证医学证据收集，评价古代、现代文献，按照指南相关内容进行统计分析总结；调查问卷参照德尔菲法进行专家调查；同时，此次修订工作开展了专家论证、同行一致性评价、质量方法学评价、专家审核、网上公开征求意见、专家会审等工作，经过一系列的工作，采用规范的具有中医特色的推荐等级标准体系，避免了指南在实施过程中由于地域差别造成的阻碍，最大程度上保证了指南的规范性、科学性及可行性。

　　本指南适用于中医肿瘤科临床医生、科研人员及相关管理人员，可作为临床实践、诊疗规范和质量评定的重要参考依据。

中医肿瘤科临床诊疗指南 膀胱癌

1 范围

本指南提出了膀胱癌的诊断、辨证、治疗、预防和调护建议。

本指南适用于成人膀胱癌的诊断和防治。

本指南适合中医科、肿瘤科等相关临床医师使用。

2 术语和定义

下列术语和定义适用于本指南。

2.1

膀胱癌 Bladder cancer

膀胱癌是发生于膀胱上皮和间皮组织的恶性肿瘤。临床以反复全程无痛性血尿为主要特征，亦可表现为尿频、尿急、尿痛等膀胱刺激征和盆腔疼痛等症状。古代医籍无此病名，可参见于中医"血淋""溺血""癃闭"等病证。当代中西医病名统一为膀胱癌。

3 诊断

3.1 病史

本病的发生与长期吸烟、长期接触工业化学产品，以及长期泌尿系结石、泌尿系结核等病史相关，发病年龄多为中年以后，男性发病率为女性的 3~4 倍。

3.2 临床表现[1-4]

3.2.1 症状

3.2.1.1 血尿

膀胱癌可表现为无痛性、间歇性全程肉眼血尿，有时可为显微镜下血尿。出血量和血尿持续的时间与肿瘤的恶性程度、分期、大小、形态和数目并不一致。

3.2.1.2 膀胱刺激征

膀胱癌亦有以尿频、尿急、尿痛即膀胱刺激征和盆腔疼痛为首发表现者，与弥漫性原位癌或浸润性膀胱癌有关。

3.2.1.3 排尿困难

肿瘤发生在膀胱颈部，或瘤体较大、肿块形成、脱落的癌组织阻塞尿路时可引起排尿困难，或点滴而下，甚至尿潴留。

3.2.1.4 浸润和转移症状

浸润输尿管时可引起肾盂积水和上泌尿道感染，出现腰痛、腰酸、发热等。侵犯直肠可出现黏液血便或肛门下坠、疼痛等；转移到盆腔或腹膜后可出现腰酸、下腹痛；转移到髂内静脉旁淋巴结可引起下肢淋巴、静脉回流受阻而出现下肢肿胀；肿瘤坏死组织脱落时尿液中可有腐肉组织排出；两侧输尿管受侵可出现少尿或无尿；晚期可在下腹部，特别是膀胱顶部触及肿块。

3.2.2 体征

浸润癌晚期，在下腹部耻骨上区可触及坚硬肿块，排尿后不消退。并发肾功能不全时可有下肢凹陷性水肿，发生贫血时可见贫血貌。

3.3 辅助检查[1,4-5]

3.3.1 膀胱镜检查

膀胱镜检查是诊断膀胱癌的主要方法，经尿道膀胱镜检查能直接观察膀胱内部结构，可以发现有无膀胱肿瘤的存在，了解肿瘤的部位、范围、大小、数目、恶性程度、浸润深度，并可取活检以明确诊断，被认为是膀胱癌诊断中最重要的方法。

3.3.2 影像学检查

3.3.2.1 超声检查

超声检查可通过三种途径（经腹、经直肠、经尿道）进行，费用较低，方法简单、痛苦小，准确率高，能较好地提供膀胱肿瘤的大小、数目、定位和浸润情况，了解有无局部淋巴结转移及周围脏器侵犯，但小于 0.5cm 且位于膀胱癌前壁者不易发现。

3.3.2.2 CT 检查

CT 检查常用来进行膀胱癌的分期，有助于发现肿瘤浸润深度、临近脏器侵犯范围和淋巴结的转移，尤其适用于存在尿道狭窄或膀胱癌有活动性出血不能进行膀胱镜检查的患者，但不能发现直径＜5mm 的肿瘤和原位癌。

3.3.2.3 MRI 检查

MRI 检查在分期方面不比 CT 检查优越，但对软组织显示优于 CT 检查，能发现膀胱壁炎症、肥大和充血等症状，可更准确判断肿瘤大小和浸润深度、转移淋巴结的大小等。当肾功能不全导致静脉肾盂造影肾脏不显影时，可采用 MRI 水成像使无功能肾的集合系统显像。

3.3.2.4 静脉肾盂造影

所有临床怀疑膀胱癌的患者，可以考虑行此项检查以了解上尿路有无异常。

3.3.2.5 膀胱动脉造影

可清晰看到膀胱肿瘤血管，对于动脉插管化疗及动脉栓塞止血有一定价值，但临床不作为常规检查。

3.3.3 病理学诊断

组织病理学诊断是膀胱癌最重要的诊断方法，根据组织学类型可以分为上皮性和非上皮性肿瘤。上皮性肿瘤占 95% 以上，多数为移行细胞乳头状癌，鳞癌和腺癌较少。非上皮性肿瘤由间质组织发生，罕见。根据肿瘤细胞的大小、形态、染色、核改变和分裂相等，其分化程度分为三级：Ⅰ 级，分化良好，属低度恶性；Ⅲ 级，分化不良，属高度恶性；Ⅱ 级，分化居 Ⅰ、Ⅲ 级之间，属中度恶性。根据生长方式，可分为原位癌、乳头状癌和浸润癌。原位癌局限在黏膜内，无乳头，亦无浸润；移行细胞癌多为乳头状，鳞癌和腺癌常有浸润；不同生长方式可单独或同时存在。

3.3.4 实验室检查

3.3.4.1 尿常规检查

尿液检测可见血细胞，需要结合其他检查。

3.3.4.2 尿脱落细胞学检查

约 85% 的膀胱癌患者尿脱落细胞学检查呈阳性。

3.3.4.3 膀胱癌标记物

CEA（癌胚抗原）：患者血浆和尿中 CEA 可明显上升。值得注意的是，相当一部分膀胱癌患者血浆和尿中 CEA 仅少量增加或不增加，尿路感染时也可出现假阳性。

3.4 分期

采用美国癌症联合会（AJCC）分期标准（2010 版）中的 TNM 国际分期。

3.5 鉴别诊断

3.5.1 泌尿系结核

3.5.1.1 肾结核

肾结核常表现为终末血尿，一般出现在进行性加重的尿频之后。尿中有大量血细胞，并可找到结核杆菌。

3.5.1.2 膀胱结核

膀胱内结核性肉芽肿可误诊为膀胱癌。结合症状、活组织检查及尿结核杆菌检查可鉴别。

3.5.2 泌尿系结石

3.5.2.1 尿路结石

尿路结石血尿较轻，尤其是肾绞痛或体力劳动后加重，常伴病侧疼痛。

3.5.2.2 膀胱结石

膀胱结石可见尿线中断和血尿滴沥，排尿终末疼痛加重，合并感染时可有膀胱刺激征。

3.5.3 非特异性膀胱炎

非特异性膀胱炎多见于已婚女性，突然发生血尿，伴高热、尿频、尿急、尿灼痛。特点为病程短，发病突然，及时治疗能很快痊愈。

3.5.4 放射性膀胱炎

放射性膀胱炎常发生于盆腔脏器肿瘤放射治疗后2年以内，见严重血尿，亦可在10～30年后出现，无痛，有时可见到放射性肉芽肿，形状酷似肿瘤。询问病史或取活组织检查可以明确诊断。

3.5.5 前列腺癌

前列腺癌晚期可侵入膀胱，在膀胱镜检查时应与膀胱癌相鉴别。前列腺癌常先有排尿困难，继而出现血尿，结合直肠指诊和活组织检查可以明确诊断。

3.5.6 子宫颈癌

子宫颈癌侵入膀胱者不少见，但多数有阴道出血病史，结合阴道检查可鉴别。

此外，一些内科疾病如肾炎、出血性疾病、保泰松等药物反应也可以导致血尿，结合病史及其他症状不难鉴别。

4 辨证[6-10]

4.1 膀胱湿热证

尿色鲜红，尿频、尿急，或小便灼热疼痛，腰酸背痛，下肢浮肿，口干。舌质红，苔黄腻，脉滑数或弦数。

4.2 瘀毒蕴结证

间歇性无痛性血尿，时见尿中血块，尿急，或小便灼热，小腹胀满或下腹包块。舌质紫暗，或有瘀点、瘀斑，苔薄黄，脉涩或弦滑。

4.3 脾肾两虚证

无痛性、间歇性血尿，小便困难，或有排尿不尽感，腰酸背痛，下腹坠胀或有包块，食少纳呆，腹胀便溏，神疲消瘦，面色萎黄而暗，下肢浮肿。舌质淡，苔薄白，脉沉细无力。

4.4 阴虚火旺证

小便短赤或持续性无痛血尿，色鲜红，头晕耳鸣，腰骶酸痛，五心烦热，疲乏消瘦，口干欲饮，大便干结。舌质红，少苔或无苔，脉细数。

4.5 复合证型

临床上膀胱癌患者常见复合证型，多为虚实夹杂之证，如气血亏虚、瘀毒互结，阴虚湿热，肾虚瘀毒等，所见症状则为多个证型的复合症状。

5 治疗

5.1 治疗原则

膀胱癌可分为非肌层浸润性膀胱癌和肌层浸润性膀胱癌，具体手术范围和方法应根据肿瘤的病理类型、分期，以及肿瘤的大小、部位、有无累及邻近器官等情况综合分析确定，部分配合放疗、化疗、免疫治疗及介入治疗。早期非肌层浸润性膀胱癌以经尿道膀胱肿瘤电切术为主，肌层浸润性膀胱癌以膀胱手术切除为主，术后予膀胱内药物灌注治疗；中晚期以中西医结合治疗为主。膀胱癌术后应进行严格的随访和康复治疗，防止复发。

中医药治疗膀胱癌，早期以祛邪为主，中期攻补兼施，晚期以补为主。首先应辨明虚实。凡病程较短，尿道艰涩灼热较甚，多属实；病程较长，尿道无艰涩灼热感，多属虚。尿色红赤或鲜红，或有紫暗血块者属实。其次应辨尿血的颜色。出血量少，尿色微红者，多为虚；出血量多，尿色较深者，多为实；又见尿中夹有血丝，血块者，是属于瘀血内停；火盛迫血，尿色鲜红；气血亏虚，气不摄血，尿色多淡红。治疗上当辨证用药。

膀胱癌术后患者常予膀胱癌灌注治疗，中晚期膀胱癌患者常予化疗。化疗和膀胱灌注治疗期间予中医药治疗。

5.2 分证论治

5.2.1 膀胱湿热证

治法：清热利湿，凉血解毒。

主方：八正散（《太平惠民和剂局方》）加减。（推荐级别：C 级）[11-12]

常用药：萹蓄、瞿麦、车前子、大蓟、小蓟、山栀子、金钱草、白茅根、龙葵、土茯苓、蛇莓、蒲黄、白花蛇舌草、牡丹皮、甘草梢。

加减：血尿甚者，加凤尾草、生地黄、仙鹤草、三七。

5.2.2 瘀毒蕴结证

治法：化瘀软坚，利湿解毒。

主方：桃核承气汤合五苓散（《伤寒论》）加减。（推荐级别：D 级）

常用药：大黄、桃仁、黄柏、土鳖虫、土茯苓、猪苓、茯苓、白术、泽泻、半枝莲、白花蛇舌草、仙鹤草、黄芪、女贞子、三七粉。

加减：小腹坠胀疼痛者，加蒲黄、炒五灵脂、川楝子、乌药。

5.2.3 脾肾两虚证

治法：补肾健脾，解毒散结。

主方：四君子汤（《太平惠民和剂局方》）合加味肾气丸（《金匮要略》）加减。（推荐级别：D 级）

常用药：党参、白术、茯苓、甘草、熟地黄、山茱萸、山药、牡丹皮、泽泻、制附子、血余炭、法半夏、枸杞子、菟丝子、白花蛇舌草、半枝莲。

加减：气虚下陷而见少腹坠胀者，加升麻、黄芪、柴胡。

5.2.4 阴虚火旺证

治法：滋阴降火，化瘀解毒。

主方：知柏地黄丸（《医宗金鉴》）加减。（推荐级别：C 级）[13]

常用药：知母、黄柏、熟地黄、山茱萸、怀山药、丹皮、茯苓、泽泻、三七粉、龟胶（烊化）、女贞子、旱莲草、夏枯草、石见穿、蚤休。

加减：舌光无苔，阴伤甚者，加生地、北沙参、石斛。

5.2.5 复合证型

临床出现虚实夹杂复合证型，应遵循辨证论治的原则攻补兼施、选方用药、灵活运用。如气血亏虚、瘀毒互结，治宜益气养血、化瘀解毒；阴虚湿热，治宜滋阴益肾、清热利湿；肾虚瘀毒，治宜补肾固本、解毒化瘀。

5.3 中成药

5.3.1 口服中成药

5.3.1.1 八正合剂

适用于湿热内蕴者。

5.3.1.2 知柏地黄丸

适用于阴虚内热者。

5.3.1.3 六味地黄丸

适用于肝肾阴虚者。

5.3.1.4 西黄丸

适用于瘀毒内结证。（推荐级别：E级）[14-15]

5.3.1.5 发酵虫草菌粉

适用于肺肾两虚，精气不足之证。（推荐级别：D级）

5.3.2 中药注射剂

5.3.2.1 复方苦参注射液

适用于湿热毒结证。（推荐级别：C级）[16-17]

5.3.2.2 鸦胆子油乳剂

适用于瘀毒蕴结证。（推荐级别：D级）

5.3.2.3 艾迪注射液

适用于正气亏虚、瘀毒蕴结证。（推荐级别：D级）

5.4 膀胱灌注治疗

对于中/高危的非肌层浸润性膀胱癌，术后24小时内即可进行膀胱灌注治疗，每周1次，共8次；随后进行膀胱癌维持灌注治疗，每月1次，共8~10次。常用药物包括表柔比星、吡柔比星、羟基喜树碱、卡介苗、干扰素等[18]。另外，有报道鸦胆子油乳剂[19-20]、华蟾素注射液[21]、榄香烯注射液[22-23]、艾迪注射液[24-25]等行膀胱灌注亦有一定疗效。

5.5 中医特色治疗方法

临床报道中医特色疗法主要包括针灸疗法、中药外敷、穴位敷贴、中药灌肠等。

6 预防和调护[26-27]

6.1 预防

6.1.1 针对病因预防

针对膀胱癌病因，对不同人群采取不同的预防措施。增强对工业化学产品的认识，对于从事橡胶、皮革、染料、油漆等工作的人员应减少直接接触的时间；对于长期患有慢性膀胱感染、膀胱结石的患者而言，应积极治疗原发病，去除病因，减轻和避免膀胱慢性刺激；避免抽烟和大量服用非那西汀类药物等，以减少导致膀胱癌的机会。

6.1.2 预防复发

膀胱癌术后复发率为50%~70%，如何有效预防术后复发成为当前研究的热点。采用局部灌注化疗药物和免疫制剂提取物等方法，效果较好。应根据患者具体情况，选择中医药治疗方法，降低术后复发率，延长患者的生存期。

6.2 调护

注意保持尿道口的清洁，预防感染；不憋尿，不劳累，慎房事；清淡饮食；同时进行心理调护，帮助患者解除紧张、恐惧、失望等不良心态，引导其增强信心，保持心情舒畅，更好地配合治疗。

参 考 文 献

[1] 中华医学会泌尿外科学分会. 膀胱癌诊断治疗指南 [S]. 北京, 中华医学会泌尿外科学分会, 2007.

[2] National Comprehensive Cancer Network. NCCN clinical practice guidelines in Oncology: bladder cancer [S]. National Comprehensive Cancer Network, 2015.

[3] 潘敏求. 中华肿瘤治疗大成 [M]. 石家庄: 河北科学技术出版社, 1996: 620-635.

[4] 周际昌. 实用肿瘤内科学 [M]. 2版. 北京: 人民卫生出版社, 2010: 650-654.

[5] 夏同礼. 膀胱癌诊疗新进展 [M]. 北京: 人民卫生出版社, 2015: 49-132.

[6] 王辉, 孙桂芝. 孙桂芝治疗膀胱癌经验 [J]. 北京中医药, 2011, 30 (7): 492-493.

[7] 李结实, 金星, 彭成华, 等. 常德贵教授运用中医药治疗膀胱癌经验 [J]. 中医学报, 2012, 27 (165): 172-173.

[8] 秦英刚, 花宝金, 陈宏, 等. 花宝金教授治疗膀胱癌经验探析 [J]. 吉林中医药, 2012, 32 (11): 1095-1097.

[9] 吉晶, 李秀荣. 李秀荣治疗膀胱癌经验 [J]. 山东中医杂志, 2014, 33 (12): 1033-1034.

[10] 金晨宇, 傅丹旦, 何若苹. 何若苹对膀胱癌分阶段治疗经验 [J]. 浙江中医药大学学报, 2015, 39 (5): 335-337.

[11] 罗松涛, 粟宏伟, 韩立, 等. 八正散联合注射用盐酸吡柔比星膀胱灌注化疗治疗膀胱癌的临床疗效评价 [J]. 中外医学研究, 2015, 13 (26): 29-30. (证据分级: II级; Jadad 量表评分: 3分)

[12] 赵文硕, 张青, 杨霖, 等. 八正散加味预防注射用盐酸吡柔比星膀胱灌注不良反应临床观察 [J]. 中国中医药信息杂志, 2013, 20 (10): 70-71. (证据分级: II级; Jadad 量表评分: 3分)

[13] 韩磊, 宋艳丽. 知柏地黄丸的药理作用和临床应用研究进展 [J]. 中国药房, 2012, 23 (15): 1430-1432.

[14] 王伊光. 膀胱癌部分切除术后应用西黄丸辅助治疗1例 [J]. 中国会议, 2009: 112.

[15] 孔涛. 膀胱癌根治术后应用西黄丸辅助治疗1例报告 [J]. 中国会议, 2009: 74.

[16] 陈衍智, 李元青, 王薇, 等. 复方苦参注射液治疗轻中度癌性疼痛的临床研究 [J]. 北京中医药大学学报, 2012, 35 (1): 61-64. (证据分级: I级; Jadad 量表评分: 5分)

[17] 朱剑勇, 童炎岳, 万里军, 等. 中医药辅助治疗对膀胱癌术后患者生存质量的影响 [J]. 辽宁中医杂志, 2013, 40 (9): 1832-1833. (证据分级: II级; Jadad 量表评分: 4分)

[18] 吴一龙, 秦叔逵, 马军, 等. 中国临床肿瘤学进展 [M]. 北京: 人民卫生出版社, 2014.

[19] 王福利, 秦卫军, 王禾, 等. 鸦胆子和丝裂霉素及卡介苗膀胱灌注预防浅表性膀胱癌术后复发的前瞻性临床研究 [J]. 中华肿瘤防治杂志, 2010, 17 (8): 622-624. (证据分级: II级; Jadad 量表评分: 5分)

[20] 高玉杰. 钬激光汽化切除浅表性膀胱癌术后膀胱内灌注鸦胆子油乳预防肿瘤复发的临床研究 [J]. 山西医药杂志, 2008, 37 (12): 1059-1060. (证据分级: II级; Jadad 量表评分: 4分)

［21］崔殿生，熊治国，殷涛，等．益气化毒方内服联合华蟾素膀胱灌注防治浅表性膀胱癌术后复发的研究［J］．中国实验方剂学杂志，2014，20：（16）204－208．（证据分级：Ⅱ级；Jadad 量表评分：4 分）

［22］崔军，宋永胜，张辉，等．榄香烯预防浅表性膀胱尿路上皮癌术后复发的回顾性分析［J］．中国癌症杂志，2010，20（11）：864－866．（证据分级：Ⅱ级；Jadad 量表评分：4 分）

［23］贾本忠，李家富，顾昌世．榄香烯乳治疗膀胱癌的临床观察［J］．贵州医药，2002，26（9）：810－811．

［24］陈炎，秦自科，周芳坚，等．艾迪注射液膀胱灌注预防非肌层浸润性膀胱尿路上皮癌术后复发的临床观察［J］．现代泌尿生殖肿瘤杂志，2011，3（5）：280－282．

［25］孙飞．艾迪注射液膀胱灌注预防非肌层浸润性膀胱尿路上皮癌术后复发的效果［J］．中国临床医学，2013，20（1）：44－45．

［26］石汉平，凌文华，李薇．肿瘤营养学［M］．北京：人民卫生出版社，2012：1200－1204．

［27］凌云．膀胱癌的流行病学和预防［J］．国外医学卫生学分册，2002，29（1）：31－35．

_____

ICS 11.120
C 05

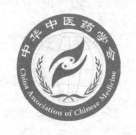

团　体　标　准

T/CACM 1217—2019
代替 ZYYXH/T143—2008

中医肿瘤科临床诊疗指南
胰腺癌

Clinical guidelines for diagnosis and treatment of oncology in TCM
Pancreatic cancer

2019-01-30 发布
2020-01-01 实施

中华中医药学会 发布

前　言

本指南按照 GB/T 1.1—2009 给出的规则起草。

本指南代替了 ZYYXH/T143—2008 胰腺癌中医临床路径，与 ZYYXH/T143—2008 相比，主要技术变化如下：

——进一步细化了诊断方面内容，增加了症状（见 3.1）、体征（见 3.2）、危险因素（见 3.3）、鉴别诊断（见 3.5）等内容；

——修改了中医辨证分型（见 4）；

——增加了治疗原则相关内容（见 5.1）；

——修改了分证论治（见 5.2）、随症加减（见 5.2.6）；

——修改了并细化了中成药治疗（见 5.3）及其他中医疗法（见 5.5）；

——增加了心理治疗（见 5.7）、预防和调护（见 6）。

本指南由中华中医药学会提出并归口。

本指南主要起草单位：安徽省六安市中医院负责。

本指南参加起草单位：上海复旦大学附属肿瘤医院、上海中医药大学附属龙华医院、贵州中医药大学第一附属医院、江苏省中医院、无锡市中医院、芜湖市中医院、淮北市中医院、太和县中医院、霍山县中医院。

本指南主要起草人：孙庆明、陈震、刘鲁明、赵爱光、刘华荣、陆为民、倪依群、查名宝、冯学明、刘振昌、蔡江河、徐升.

本指南于 2011 年 11 月首次发布，2019 年 1 月第一次修订。

引　言

　　胰腺癌是消化系统中恶性程度最高的肿瘤，近年来发病呈上升趋势，引起越来越多肿瘤学者的重视。西医治疗主要以手术为主，但胰腺癌很难早期诊断，加之病情进展迅速，疗效较差。放、化疗对胰腺癌细胞敏感性欠佳，免疫治疗等手段疗效不确定。中医学对于胰腺癌的发生发展有着较为独特的认识，中医疗法在抑制癌细胞生长、促进肿瘤细胞凋亡、改善肿瘤患者临床症状等方面具有较好的效果。

　　本研究将近年来中医治疗的最新成果引入指南，从理论层面到临床实践层面提高对于疾病的认识和诊治水平，对上一版指南诊疗方案进行完善补充，删除和修改指南中某些经过临床实践验证疗效不高的部分。经过修订，将进一步提高诊疗指南对临床实践的指导作用，提高疾病的治疗效果。

中医肿瘤科临床诊疗指南　胰腺癌

1　范围

本指南提出了胰腺癌的诊断、鉴别诊断、辨证分型、治疗、预防和调护建议。

本指南适用于胰腺癌的诊断及防治。

本指南适合各级中医院、综合性医院及专科医院从事肿瘤治疗相关科室临床医师使用。

2　术语和定义[1-3]

下列术语及定义适用于本指南

2.1

胰腺癌　Pancreatic cancer

胰腺癌是一种恶性程度高的消化系统常见恶性肿瘤，由于受到解剖学及生物学特性等因素影响，临床上早期症状不明显，多数有不明原因的食欲减退、消化不良、恶心呕吐、进行性消瘦等症状。腹痛是胰体尾癌较早出现的症状，胰头癌出现黄疸较早。晚期可出现腹部肿块、发热、消瘦等症状。胰腺癌中医属于"癥瘕""积聚""黄疸""伏梁""腹痛""胁痛""结胸""脾积""癥积""痞块""积证"等范畴。

3　诊断

3.1　症状[1-2]

上腹部不适和疼痛为胰腺癌最常见症状。腹痛常位于中上腹，其次为左侧胁肋部，可伴痛引肩背（放射性疼痛）。胰头癌常有右侧痛引腰背，胰体尾癌则常有左侧痛引腰背。

消化道症状：纳呆与腹胀最为常见，还可见恶心、呕吐等，晚期可出现大便稀溏或完谷不化或水样便等症状。

黄疸：是胰腺癌主要症状，尤其是胰头部癌的突出症状，可伴有腹痛。一般呈持续性加重，皮肤瘙痒、肤黄、目黄、小便黄赤，大便颜色变浅，甚至陶土色。

体重减轻：在黄疸之前常有短期内显著体重减轻，晚期呈恶病质。

其他：包括腹水、肝、骨转移等，部分患者发生游走性血栓性静脉炎或静脉血栓，少数患者出现消渴症状（胰源性糖尿病），有些患者还可出现消化道梗阻症状。

3.2　体征[1-2]：

早期一般无明显体征。常见体征有消瘦、肤黄、目黄；胆汁淤积、肝转移癌可致肝肿大，胰腺癌压迫脾静脉造成脾肿大；腹水、上腹部压痛或者包块、浅表淋巴结肿大等。

3.3　危险因素[1,4]

胰腺癌是由多因素的反复作用所致。其发病最大的危险因素是抽烟，高脂和高蛋白饮食可能与胰腺癌的发病有关。其他可能的致病因素包括酗酒、职业暴露、慢性胰腺炎、胆石症、糖尿病、遗传因素和个体易感性等。

3.4　辅助检查[1-4]

3.4.1　超声检查

超声可作为初筛检查。

3.4.2　CT 检查

CT 为诊断胰腺癌常用检查方法，可发现最小直径为 1cm 的病灶。

3.4.3　经内镜逆行性胰胆管造影术

经内镜逆行性胰胆管造影术（ERCP）主要依靠胰管的改变及胆总管形态变化对胰腺癌做出

诊断。

3.4.4 超声内镜

诊断敏感性和特异性均优于 CT，可发现小于 2cm 的肿瘤。

3.4.5 PET – CT 检查

PET – CT 可有效显示肿瘤的代谢、增生、乏氧和细胞凋亡状态，而且能精确显示肿瘤组织与周围脏器组织的解剖关系，探查全身淋巴结及远处转移状况。

3.4.6 肿瘤标记物

常用肿瘤标记物有 CA19 – 9、CA242、CA724、CEA、CA125、CA50 等。

3.4.7 病理学级细胞学检查

病理学及细胞学检查结果为诊断金标准：胰腺癌手术标本经病理、组织学证实者；剖腹探查、腹腔镜探查、胰腺穿刺活检组织标本，大网膜、肝等部位转移灶活检组织标本经组织学诊断为胰腺癌；淋巴结、腹壁或皮下结节等转移灶活检，组织学表现符合胰腺癌，并且胰腺疑有胰腺癌存在，临床上排除其他器官原发癌；腺癌原发灶及转移灶穿刺等细胞学标本、胰液及十二指肠引流液、腹腔冲洗液及腹水，镜下符合胰腺癌细胞学标本者。其病理分型包括：导管腺癌、特殊类型的导管起源癌、腺泡细胞癌、小腺体癌、大嗜酸性颗粒细胞性癌、小细胞癌等。

3.5 鉴别诊断[1-2,4]

慢性胰腺炎：后者症状与胰腺癌相类似，容易引起误诊。并且在慢性胰腺炎基础上可以发生胰腺癌，两者同时存在时影像学诊断比较困难，需要依靠组织学鉴别诊断。

胰岛素瘤与胃泌素瘤：胰岛素瘤有典型的 Whipple 三联征，即阵发性低血糖、发作时血糖低于 2.8mmol/L、口服或静脉注射葡萄糖后症状立即消失。胃泌素瘤的特有三联征——严重的消化性溃疡、高胃液和胃酸分泌。

壶腹部癌：二者解剖位置接近，临床表现及影像学上有相似之处。但壶腹部癌黄疸出现较早、时轻时重，壶腹部超声、CT、MRI、ERCP 检查可显示胰管和胆管扩张，胆道梗阻部位较低、"双关征"、壶腹部占位性病变等。

4 中医辨证分型

4.1 湿热蕴结证[5]：

上腹部胀满或疼痛不适，腹痛拒按，纳差，可伴发热，发热缠绵，口苦口干，口渴而不喜饮，小便短赤，大便干燥或秘结，舌质红或淡，苔黄腻，脉细弦或濡数。热重于湿则见右胁疼痛，恶心纳差，口苦口干，小便短赤，大便干燥或秘结，或身目黄染（黄疸），舌质红或红绛，苔黄或腻，脉弦或弦滑数；湿重于热则见身体困重、口腻不渴、纳果、恶心、小便黄赤、便溏味重，舌红苔黄或腻，脉数。

4.2 脾虚气滞证[6-7]：

上腹部胀满不适或疼痛，痛无定处，按之痛减，恶心纳差，口淡乏味，恶风自汗，口渴不欲饮，大便溏薄。舌质淡，苔白腻，脉细涩或濡。

4.3 阴虚内热证[8]：

烦热口干，两颧潮红，低热盗汗，五心烦热、形体消瘦，或鼻衄、齿衄，小便赤黄，大便干结。舌红少津，或少苔，或光剥有裂纹，脉细弦数或细涩。

4.4 瘀血内阻证[9]

腹痛较剧，痛处固定，痛如针刺，或可触及包块，恶心呕吐、纳果，形体消瘦，身目俱黄，色泽晦暗，或有呕血、便血。舌质紫黯或有斑点，脉细涩或弦涩。

4.5 气血亏虚证[10-11]

神疲乏力，气短懒言，动则气促，纳少腹胀，面色淡白无华或萎黄，大便溏薄、小便清长，头晕目眩，唇甲色淡，心悸失眠。舌淡，苔白，脉细弱。

5 治疗方案

5.1 治疗原则

胰腺癌早期可行手术治疗，术后可予以放化疗及中医中药治疗。中晚期肿瘤患者无法行根治性手术，则以改善症状为主，行姑息性手术、放疗或减黄引流术及中医中药治疗等。中医以"急则治其标，缓则治其本"为原则，以清热解毒、理气健脾、活血化瘀为方法。

5.2 分证论治

5.2.1 湿热蕴结证[1,7,12]

治法：清热化湿

主方1：三仁汤（《温病条辨》）合茵陈五苓散（《金匮要略》）加减。（推荐级别：B级；证据分级，Ⅰ级）

方药：半枝莲、白花蛇舌草、蛇六谷、绞股蓝、生米仁、杏仁、白蔻仁、厚朴、白术、茯苓、猪苓、泽泻、淡竹叶、半夏等。

主方2：茵陈蒿汤（《伤寒论》）合黄连解毒汤（《外台秘要》）加减。（推荐级别：B级；证据分级，Ⅰ级）方药：茵陈、栀子、大黄、黄连、黄柏、黄芩等。

加减：疼痛较重，可加延胡索、青皮；腹胀较重，可加木香、大腹皮；发热较甚，可加知母、黄柏；黄疸较重，加车前草。

5.2.2 脾虚气滞证[7,13]

治法：理气健脾

主方1：香砂六君子汤（《古今名医方论》卷一引柯韵伯方）加减。（推荐级别：D级；证据分级，Ⅲ级）

方药：木香、砂仁、陈皮、制半夏、党参、白术、茯苓、炙甘草等。

主方2：逍遥散（《太平惠民和剂局方》）加减。（推荐级别：D级；证据分级，Ⅲ级）

方药：柴胡、当归、白术、白芍、茯苓、甘草等。

加减：疼痛较甚，加延胡索、川楝子；尿少肢肿，可加车前草、木瓜；乏力气短较甚，加黄芪；食欲不振，加焦山楂、建曲等。

5.2.3 阴虚内热证（推荐级别：D，证据分级Ⅲ）[8,14]

治法：养阴生津。

主方：一贯煎（《柳州医话》）加减。（推荐级别：D级；证据分级，Ⅲ级）

方药：沙参、麦冬、生地黄、枸杞、山药等。

加减：纳差、厌食，加茯苓、焦三仙等；内热重，可加鳖甲、知母、西洋参等。

5.2.4 瘀血内阻证[9]：

治法：化瘀消积。

主方：膈下逐瘀汤（《医林改错》）加减。（推荐级别：D级；证据分级，Ⅲ级）

方药：丹参、牡丹皮、桃仁、红花、莪术、三棱等。

加减：腹痛较甚，加延胡索、徐长卿；恶心呕吐重，加旋覆花、赭石。

5.2.5 气血亏虚证（推荐级别：D，证据分级Ⅲ）[15]：

治法：补气养血。

主方：八珍汤（《正体类要》）加减。（推荐级别：D级；证据分级，Ⅲ级）

方药：人参、白术、茯苓、炙甘草、当归、川芎、白芍、熟地黄等。

加减：兼痰湿内阻，加半夏、陈皮、薏苡仁；畏寒肢冷，食谷不化，加补骨脂、鸡内金。

5.2.6 随症加减[16]

黄疸：加茵陈、青蒿、栀子等。

腹痛：加延胡索、木香、八月札、香附、枸橘子等。

痞块：加天龙、干蟾皮、蜂房、山慈菇、浙贝、藤梨根、鳖甲等。

出血：加三七、茜草、蒲黄、白茅根、大蓟、小蓟等。

便秘：加大黄、虎杖、蒲公英等。

腹泻：加防风、土茯苓等。

厌食：加六曲、山楂、鸡内金、莱菔子等。

腹水：加车前子、大腹皮、泽泻、猪苓、槟榔等。

血瘀：加三七、红藤、虎杖等。

肾虚：加淫羊藿、山药、山茱萸等。

恶心：加干姜、半夏、竹茹等。

腹胀：加枳实、枳壳、大腹皮。

肠粘连：加皂角刺。

5.3 中成药治疗

5.3.1 口服药

华蟾素肠溶胶囊：每粒装 0.25g，口服，1 次 2 粒，1 日 3 ~ 4 次，2 个月为 1 个疗程。清热解毒，消肿止痛，用于中晚期肿瘤患者。（推荐级别：C 级）[17]

复方斑蝥胶囊：每粒装 0.25g，12 粒/盒。口服，每次 3 粒，每日 2 次，连续 30 天为 1 个疗程，共 3 个疗程。破血消瘀，攻毒蚀疮。用于胰腺癌瘀毒内结者。（推荐级别：B）[18]

平消胶囊：每粒装 0.23g，口服，1 次 4 ~ 8 粒，1 日 3 次。活血化瘀，止痛散结，用于胰腺癌瘀血内阻者。（推荐级别：B 级）[19]

5.3.2 静脉注射液

康莱特注射液：每支 100mL。缓慢静脉滴注 200mL，每日 1 次，21 天 1 个疗程，间隔 3 ~ 5 天可进行下一个疗程。首次使用滴注速度应缓慢，开始 10 分钟滴速为 20 滴/分，20 分钟后可持续增加，30 分钟后可控制在 40 ~ 60 滴/分。用于湿热毒盛、气滞血瘀、阴虚内热恶性肿瘤。（推荐级别：B 级）[20]

胆子油乳：每支 10mL。鸦胆子油乳起始剂量 20mL/d，加入 0.9% 氯化钠溶液 250mL，稀释后静脉滴注，以后逐日增加 10mL，至 50 ~ 60mL/天，20 天为 1 个疗程。可用 2 ~ 6 个疗程。扶正固本。用于消化系统肿瘤。（推荐级别：C 级）[21]

康艾注射液：每支 10mL。50mL 加入 5% 葡萄糖 500mL 中静脉滴注。每天 1 次，连用 40 天。益气扶正固本。用于消化系统肿瘤。（推荐级别：C 级）[22]

注：此处列举中成药为说明书中明确提到有恶性肿瘤适应证并在全国范围内应用相对较广品种。临床可根据患者具体病情及当地常用有效药物选择。

5.4 针灸治疗

根据病情可采取针刺、穴位注射、腕踝针、微波治疗、艾灸、针药结合等，可选取足三里、尺泽、中渚、内关、天枢、内庭、公孙、三阴交、胆俞、胰俞、阳陵泉、中脘等，手将针尖潜刺入皮肤，缓慢进针，得气后，平补平泻捻转行手法 5 秒，留针 20 分钟，每日 1 次，每周 5 次，可有效改善患者疼痛、黄疸消化道不良反应等[23-24]。

5.5 其他中医疗法

5.5.1 中药贴敷治疗

疼痛者可用肉桂、川乌、草乌辛散温通，乳香、没药、穿山甲等破瘀止痛，雄黄、蟾酥攻毒消肿等[25]。消化道症状（如恶心、呕吐、腹胀）以木香、香附、枳实、厚朴、姜半夏等健脾理气[26]。

5.5.2 中药泡洗治疗

将中草药与热水混合置于容器内，浸泡身体某部，利用水温对皮肤经络、穴位刺激和药物透皮吸收以疏通经络气血，达到改善症状、调节免疫的目的。

5.5.3 采用中药动脉灌注治疗

在治疗过程中找到肿瘤滋养血管（通常为胃、十二指肠动脉或脾动脉分支），予以中成药（如鸦胆子油乳针 30mL）动脉灌注治疗[27]。

5.6 内科基础治疗及支持治疗

主要包括疼痛、腹水及肝转移等并发症的预防和治疗。

5.7 心理治疗

放松思想，缓解心理压力。

6 预防和调护[1-2][28-29]

6.1 预防

纠正不良生活习惯。饮食调养，动静适宜，饮食上应戒烟酒，清淡饮食，多吃新鲜水果、蔬菜，少食含亚硝胺盐食物及高脂肪、高动物蛋白食物。积极治疗慢性胰腺炎、糖尿病、慢性胆囊炎，定期复查，有肿块或假性囊肿应密切随访，早日明确病变性质，必要时予以手术切除。积极开展防癌普查，高危人群定期检查。

6.2 调护

谨慎起居，形神共养，平素应嘱患者生活规律，为其创造良好的生活环境，给予患者足够关怀及安慰，帮助患者调节情志，避免七情过激。建议患者适当进行体育锻炼，劳逸结合，增强自身免疫力，积极配合治疗。

6.3 随访

治疗结束后，前 2 年每月随访 1 次，此后每年 1 次。每次随访需了解患者病史，进行体格检查，还可进行 CA19 - 9 检查及腹部 CT 扫描[30]。症状恶化或新发症状者即时随访。

参 考 文 献

[1] 林洪生．恶性肿瘤中医诊疗指南［M］．北京：人民卫生出版社，2014．

[2] 王吉耀，廖二元，黄从新，等．内科学［M］．北京：人民卫生出版社，2011．

[3] 刘鲁明．胰腺癌的中医病因病机与辨证论治［J］．中西医结合学报，2008，6（12）：1297－1299．（证据分级：Ⅳ级）

[4] 孙燕，石远凯．临床肿瘤内科手册［M］．北京：人民卫生出版社，2015．

[5] 周岱翰．临床中医肿瘤学［M］．北京：人民卫生出版社，2008．

[6] 杨炳奎．中医治疗42例胰腺癌的临床观察［J］．浙江中医杂志，2009，23（3）：44－45．（证据分级：Ⅱ级；Jadad量表评分：3分）

[7] 潘岩，高嵩，刘鲁明，等．190例老年晚期胰腺癌中西医综合治疗的预后分析［J］．临床肝胆病杂志，2014，30（4）：330－334．（证据分级：Ⅰ级；Jadad量表评分：4分）

[8] 张晓晓，孙钰，张强，等．中医方案治疗晚期胰腺癌的临床分析［J］．上海中医药大学学报，2015，29（3）：44－49．（证据分级：Ⅱ级；Jadad量表评分：3）

[9] 陈世伟，张利民．肿瘤中西医综合治疗［M］．北京：人民卫生出版社，2007．

[10] 朱才琴，丁尧光，刘嘉湘．刘嘉湘中医药治疗胰腺癌心得体会［J］．内蒙古中医药杂志，2013，（33）：41－42．（证据分级：Ⅳ级）

[11] 田德禄．中医内科学［M］．北京：北京大学医学出版社，2003．

[12] 刘鲁明，吴良村，林胜友．中西医结合治疗胰腺癌56例分析［J］．中国中西医结合杂志：英文版，2003，9（1）：39－43．（证据分级：Ⅱ级；Jadad量表评分：3分）

[13] 杨炳奎，霍介格，曹振健．中医药治疗中晚期胰腺癌68例临床观察［J］．中国中医基础医学杂志，2002，8（2）：55－57．（证据分级：Ⅱ级；MINORS量表评分：13分）

[14] 陆菊星，杨炳奎．辨证治疗中晚期胰腺癌30例［J］．浙江中医杂志，2000，35（4）：120－151．（证据分级：Ⅲ级；MINORS量表评分：14分）

[15] 郭敬新，李广永，张栋亭，等．中医治疗胰腺癌疗效评价［J］．内蒙古中医药杂志，2015（2）：12－13．（证据分级：Ⅱ级；Jadad量表评分：3分）

[16] 王晓戎，刘鲁明．刘鲁明教授运用病机理论治疗胰腺癌经验介绍［J］．云南中医学院学报，2009，32（6）：60－61．（证据分级：Ⅴ级）

[17] 陈世灵，张红银．华蟾素制剂用于实体瘤的对比应用分析［J］．临床医药文献杂志，2016，3（20）：3951－3952．（证据分级：Ⅴ级）

[18] 周非男，祝永福，夏黎明．复方斑蝥胶囊对晚期消化道恶性肿瘤患者生活质量的影响［J］．新疆中医药，2014，32（3）：5－7．（证据分级：Ⅱ级；Jadad量表评分：3分）

[19] 贾学军．平消胶囊配合放化疗治疗300例恶性肿瘤临床观察［J］．现代肿瘤医学，2006，14（7）：896－897．（证据分级：Ⅰ级；Jadad量表评分：4分）

[20] 王红玲，张翼等．康莱特注射液辅助同步放化疗治疗局部晚期胰腺癌临床研究［J］．中医学报，2015，30（9）：1242－1243．（证据分级：Ⅱ级；Jadad量表评分：4分）

[21] 姜洪心．鸦胆子油乳配合化疗治疗晚期胰腺癌的疗效观察［J］．中国血液流变学杂志，2004，

14（4）：596 – 597（证据分级：Ⅱ级；Jadad 量表评分：3 分）

[22] 栾尚峰，范雯，吕登钦．康艾注射液对晚期胰腺癌患者生存质量的影响［J］．医学综述，2011，17（1）：153 – 155（证据分级：Ⅱ级；Jadad 量表评分：3 分）

[23] 杨建宇，孙永章．中医抗癌疗法精要［M］．北京：化学工业出版社，2011：81 – 85.

[24] 朱元颖，张丽华，潘晓芳．特定穴体针配合耳掀针缓解胰腺癌疼痛和抑郁的临床研究［J］．中国全科医学，2013，16（6A）：1923 – 1926.（证据分级：Ⅱ级；Jadad 量表评分：3 分）

[25] 袁莉，刘传波，周琴等．胰腺癌疼痛的中医外治治疗策略［J］．北京中医药大学学报，2013，20（6）：52 – 53.（证据分级：Ⅴ级）

[26] 彭莉，肖用兰等．穴位贴敷、穴位注射单用及连用防治化疗后恶心呕吐的临床研究［J］．中国中医急诊，2015，24（6）：1631 – 1633.（证据分级：Ⅱ级；Jadad 量表评分：4）

[27] 严英，钟秀弛等．中药制剂介入治疗恶性肿瘤的药理与临床研究概述［J］．中药新药与临床药理，2000，11（3）：185 – 188.（证据分级：Ⅴ级）

[28] 曹海涛，李福军，何裕民．胰腺癌治疗现状［J］．中医研究，2005，18（2）：49 – 53.（证据分级：Ⅴ级）

[29] 谌玉佳，胡凯文．胰腺癌的中医防治［J］．中华中医药杂志，2015，30（3）：793 – 796.（证据分级：Ⅴ级）

[30] 陈振东，王雅杰，唐金海，等．肿瘤综合治疗学［M］．合肥：安徽科学技术出版社，2015.